薬なし減塩なし！
1日1分で
血圧は下がる

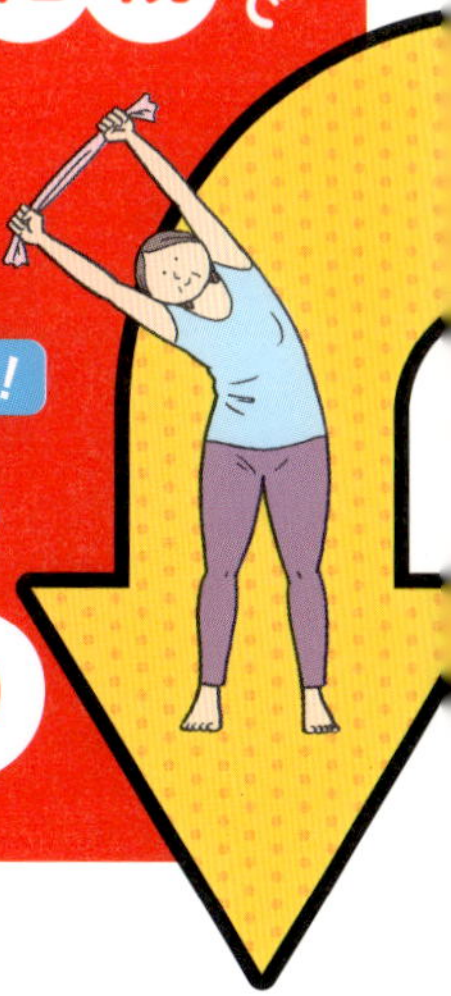

薬のプロが教える本当に効く降圧法！

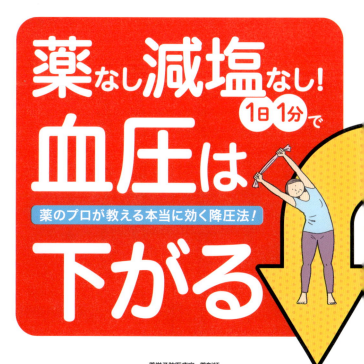

薬学予防医療家・薬剤師
加藤雅俊

はじめに

血圧のお薬を出しますから
今日から毎日飲み続けてください

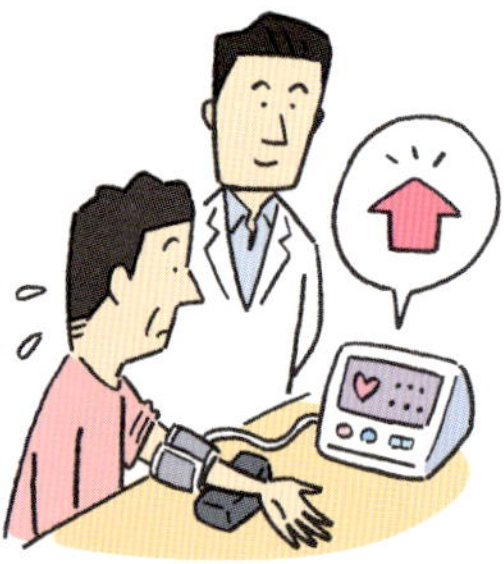

お医者さんにそう言われた日のことを、覚えていますか？
この一言から、あなたと降圧剤との二人三脚の生活が始まりました。

最初のうちこそ抵抗感があったかもしれませんが、
きっと、こんなふうに思ったはずです。

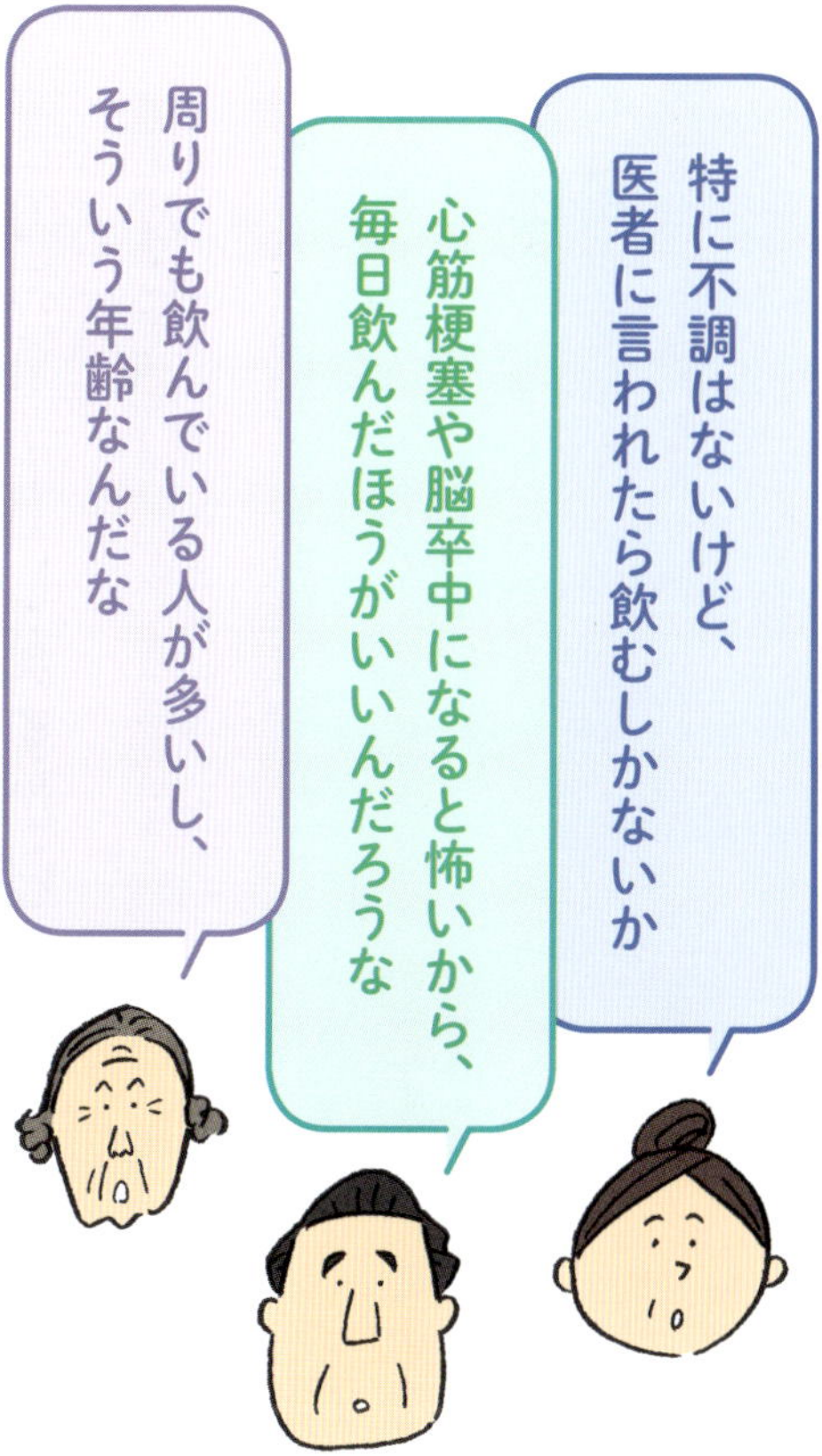
特に不調はないけど、
医者に言われたら飲むしかないか
心筋梗塞や脳卒中になると怖いから、
毎日飲んだほうがいいんだろうな
周りでも飲んでいる人が多いし、
そういう年齢なんだな

そして、いつの間にか
降圧剤を飲むことが当たり前の日常に
なっているのではないでしょうか。

厚生労働省が
３年おきに実施している調査によると、
２０１７年時点で
高血圧の患者数は
９９３万７０００人。

２位の歯肉炎・歯周疾患の患者数に
３倍近くの差をつけて
ダントツ１位であることから、
あらゆる病気の中でも、
圧倒的に発症率が
高い国民病だと言えます。

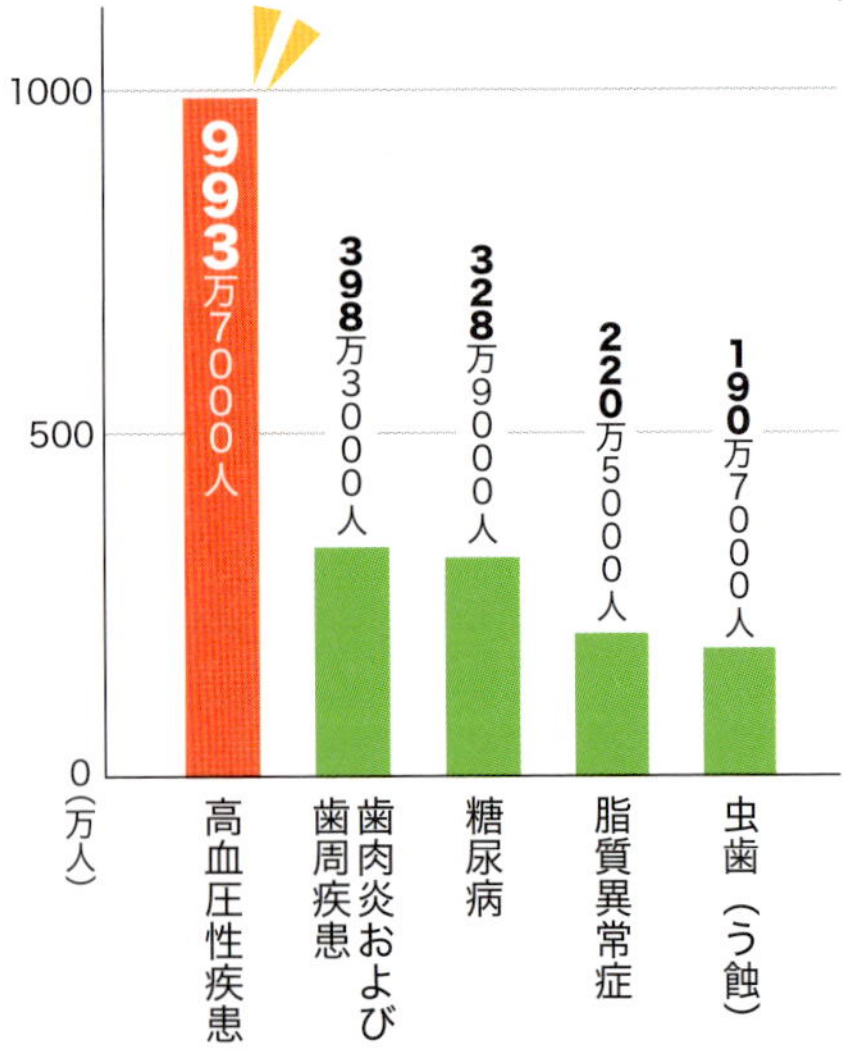

厚生労働省「平成２９年患者調査概況」主な傷病の総患者数より作成

しかし、いくらみんなも飲んでいるからと言って、
「毎日たくさん薬を飲みたい！」と思う方はいないはずです。
この本を手に取ってくださったみなさんも、

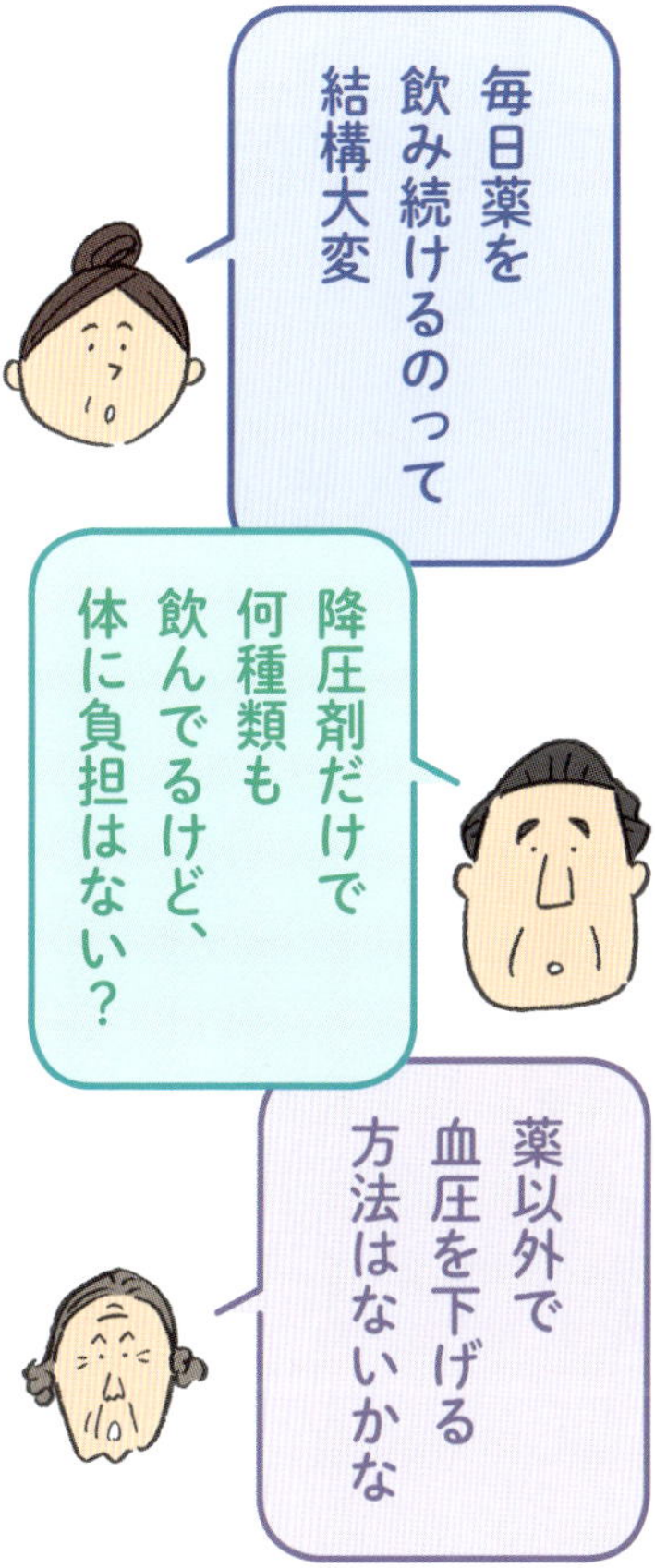
毎日薬を飲み続けるのって結構大変
降圧剤だけで何種類も飲んでるけど、体に負担はない？
薬以外で血圧を下げる方法はないかな

など、何かしら不安や不満を抱えていることでしょう。

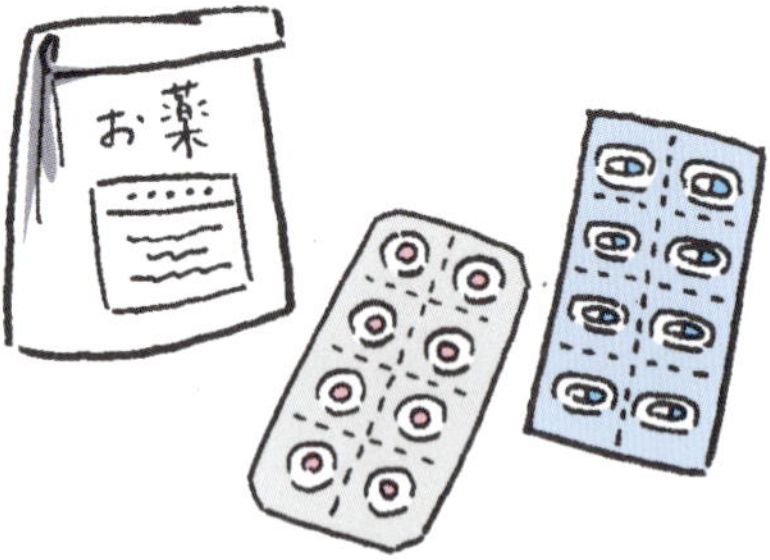

本書は、まさにこうした**みなさんの悩みを解消し、薬から卒業する**ための手引きです。

この場を借りて私がお伝えしたいのは、
「降圧剤を一生飲み続ける必要はない」
ということ。

私は製薬会社で10年間、研究や開発に携わった後、独立して20年以上、西洋医学、東洋医学、心理学、栄養学、運動療法など、さまざまな角度から心身を見つめる「予防医療」を実践してきました。

幅広い知見を習得した上で言えることは、
「血圧が高いから薬を飲む」という考え方は
常識ではないということです。

ほとんどの人にとって、

高血圧は病気ではなく
単なる老化現象。

実は、日常の習慣を少し変えるだけで、
簡単に改善できるのです。

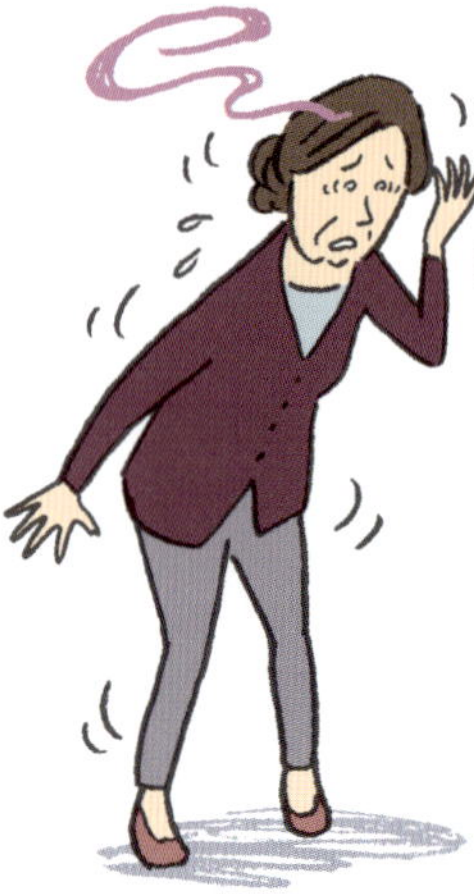

加齢とともに血圧が上昇するのは、
若い頃と違って
体に何かしらの変化が起きているから。

その変化のほとんどは
「運動をしなくなったこと」です。
高血圧の原因が運動不足であるなら、
降圧剤を飲むことよりも先に、
あなた自身にできることがあるはずです。

本書で紹介するのは、
誰にでもできる簡単な運動で血圧を下げる方法です。

無理な運動や食事制限は一切なし。

「血圧の薬は一生飲み続けるもの」
という思い込みは捨てて、
代わりに**降圧ストレッチ&降圧ジャンプ**にトライしてください。
体はちゃんと応えてくれます！
さあ、薬に頼らず血圧を下げる体づくりを
一緒に始めましょう。

薬学予防医療家・薬剤師　加藤 雅俊

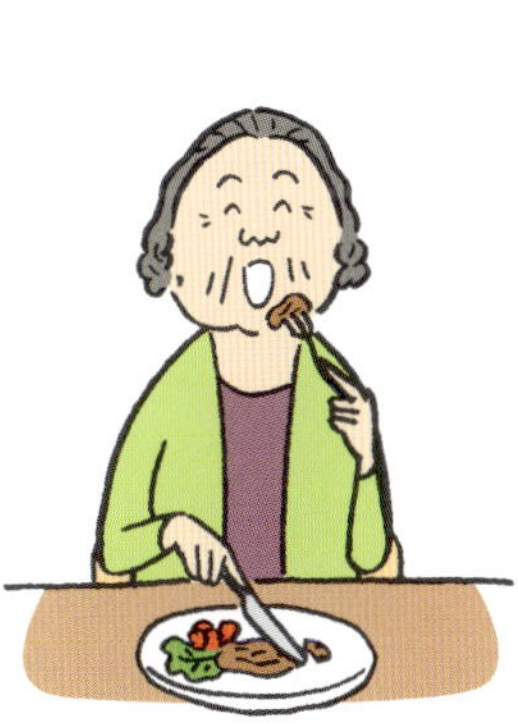

もくじ

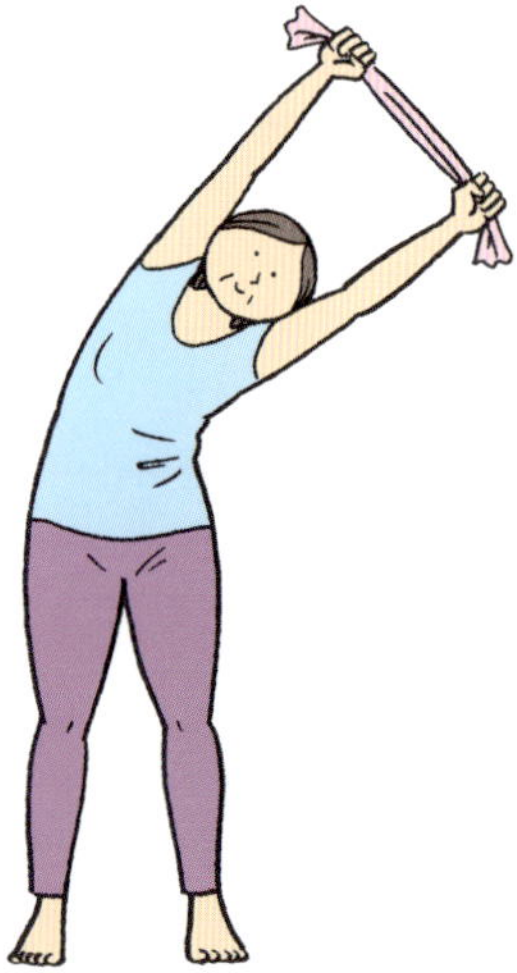

2章 高血圧の常識を疑うことから始めよう

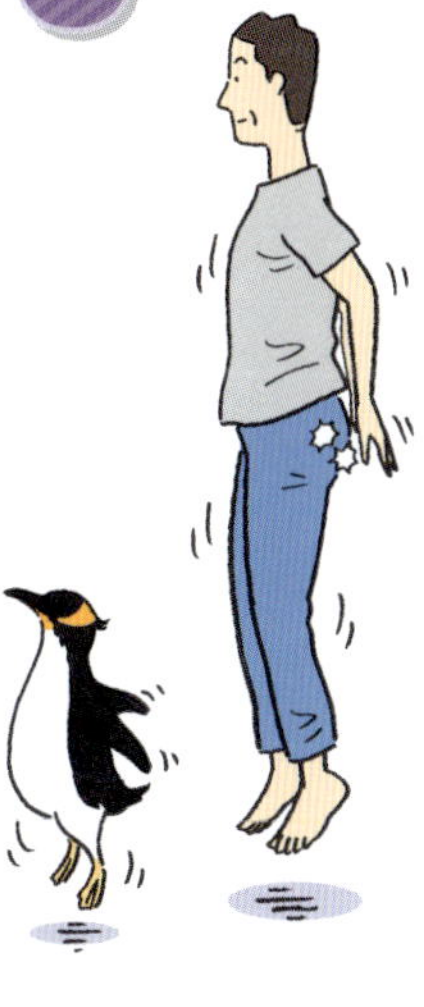

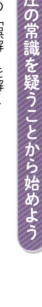

3章 降圧剤は一生飲み続けなくていい

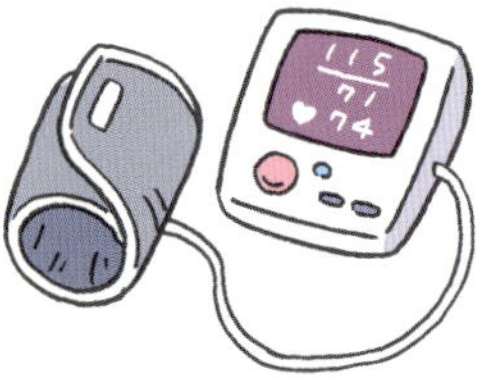

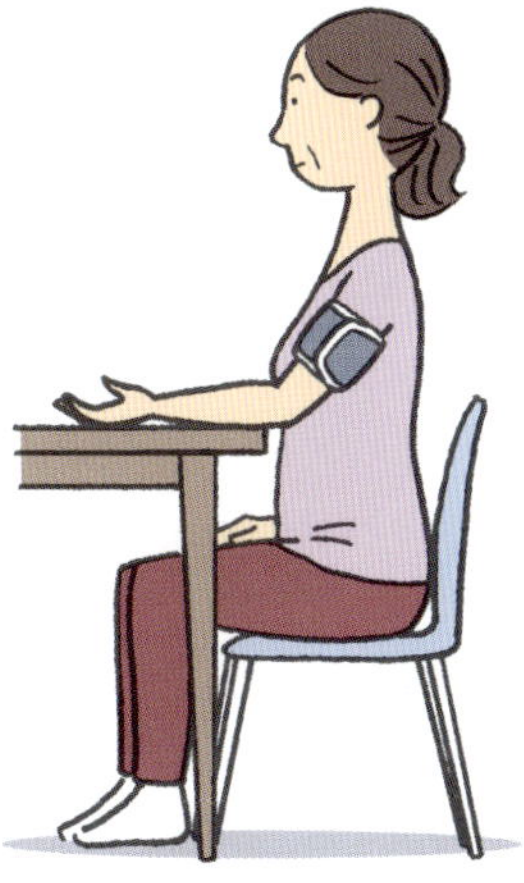

5章 減塩で血圧が下がるという幻想

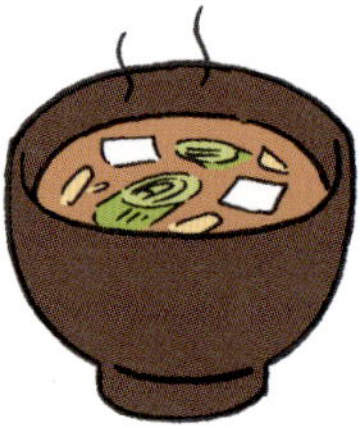

6章 薬で下げずに自力で下げる習慣

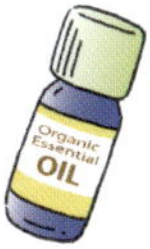

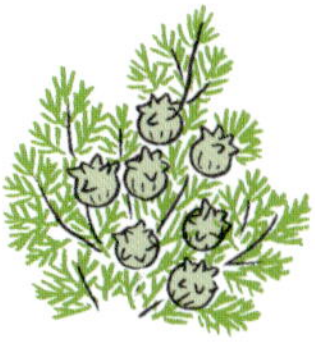

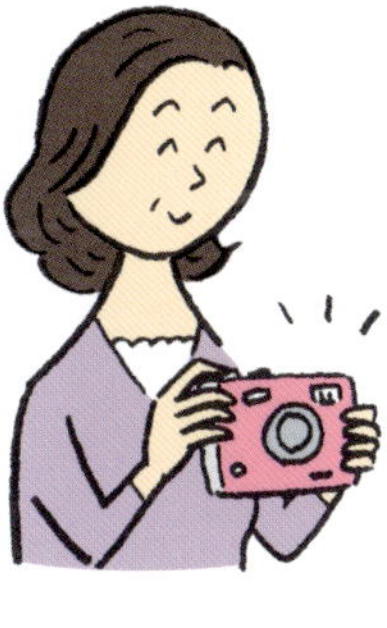

今すぐ始めたくなる！

降圧ストレッチ＆降圧ジャンプの効果

筋肉が柔らかくなる

血管がしなやかになる

心肺機能が高まる

薬を飲まなくても

血圧が下がる！

肌ツヤがよくなる、
姿勢がよくなる、
行動的になるなどの
効果もあるよ！

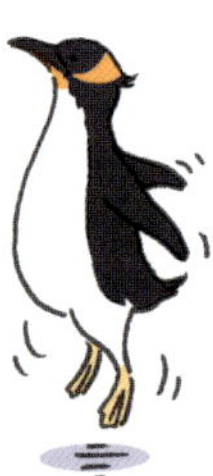

1章

薬を卒業できる！降圧ストレッチ&降圧ジャンプ

1日たった1分の降圧運動で、
血圧の薬から卒業しましょう。

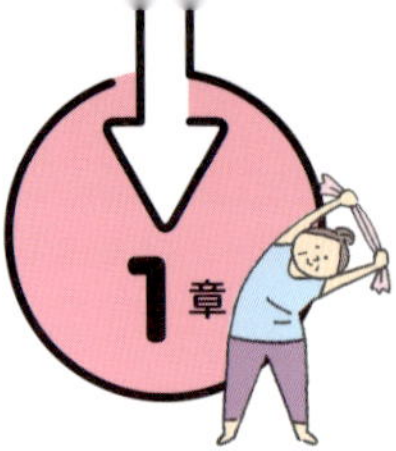

高血圧の根本原因は「なまった体」

高血圧と診断された人の約9割は、特別な原因が見当たらない「本態性高血圧」といわれます。しかし、血圧が上がるという症状は、「以前とは体の状態が違うよ！」というサイン。それを何も調べずに原因不明と言ってしまっていいのでしょうか？

実は、本態性高血圧の原因はわかっています。若い頃と比べて、暮らしの中で変化したことを思い浮かべてみてください。よく粗食が健康によいといわれますが、若いときのほうが平気で暴飲暴食できていたはず。それなのに昔に比べて血圧が上がってしまった原因、それは「運動不足」です。血圧が上がるということは、心臓が全身に酸素を送るためにポンプ力を高めているということ。年をとると筋肉や血管、心肺機能が老化し、若い頃と同じポンプ力では酸素が全身に行き届かなくなります。運動不足なら、なおさら体の機能は衰えています。つまり、なまった体こそ、高血圧体質をつくり出しているのです。

血圧上昇の犯人！
4大要素をチェック

原因 1 カチカチの筋肉

運動不足で使われなくなった筋肉は、伸縮性が悪くなりカチカチに。周囲を走っている血管を圧迫するようになり、血行が悪化。

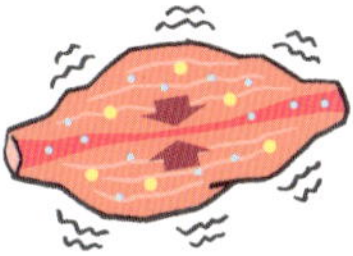

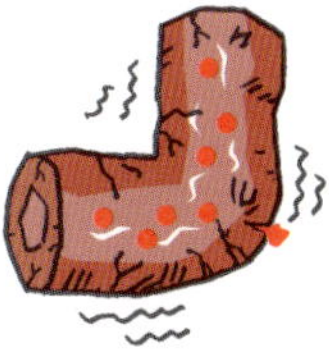

原因 2 カチカチの血管

血管が柔らかいと小さなポンプ力でも血液を流せるが、硬いと血液が流れにくく、高いポンプ力が必要になり血圧が上がる。

原因 3 心肺機能の衰えた肺

肺活量が少なくなると、代わりに心臓が心拍数を上げることで酸素量を安定させる。結果、心臓が過剰に動くことで血圧が上昇。

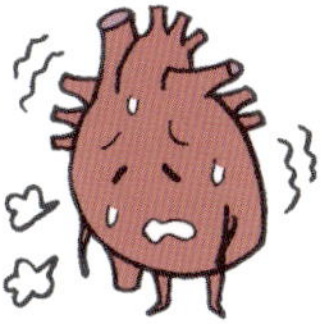

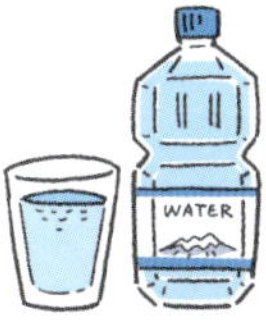

原因 4 無自覚な水分不足

運動をしないと喉が渇きにくく、水分の摂取量が減りがちに。体内の水分不足により血液がドロドロになり、血液の流れが悪化。

POINT

加齢＋運動不足による4大要素が高血圧の原因。
生活習慣を見直すことから始めよう

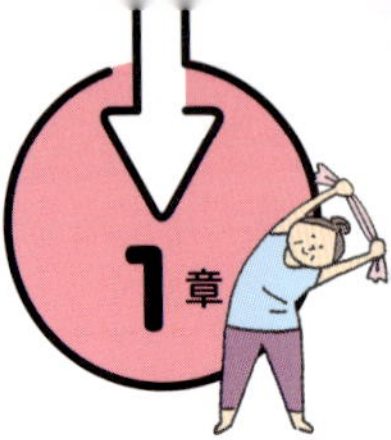

体を動かせば、薬に頼らず血圧ダウン！

これから始める降圧ストレッチでは、筋肉を繰り返し伸縮させます。そうすることで硬くなった筋肉と血管が柔軟性を取り戻し、血流が改善されて心臓のポンプ力が低下。血圧が正常値へと落ち着くようになります。

また血管を柔らかくするNO（一酸化窒素）もポイントです。NOは血管の内側にある「血管内皮細胞」から分泌される物質。筋肉を硬直させ、一度血流を悪くしてから一気に緩めると、よりたくさんの血液が流れ、NOの分泌量が増えることがわかっています。降圧ストレッチで筋肉を圧迫・弛緩させる動きを繰り返し行い、**筋肉と血管を同時に柔らかくして高血圧にならない体をつくります**。

さらに降圧ジャンプで肺活量もアップ。心肺機能が活性化すれば、一度に取り込める酸素量が増え、心臓の過剰な働きが抑えられ血圧低下につながります。ストレッチを行う際は水分摂取も忘れずに。終わった後にはコップ一杯の水を飲むことを心がけましょう。

「降圧ストレッチ&降圧ジャンプ」で
血圧が下がる仕組み

筋肉と血管を柔らかくする

硬くなった筋肉をストレッチで柔らかくし、血管への圧迫を解消。血管内壁が刺激されてNOも分泌され、次第に血管も柔らかく、しなやかに。血液の流れがよくなることで心臓のポンプ力も正常にもどる。

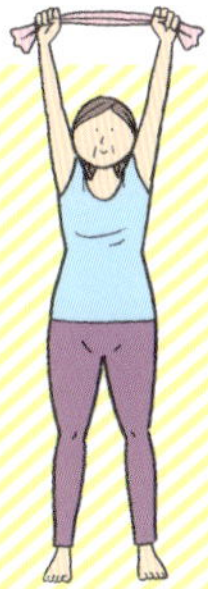

▲P24「バンザイ！ストレッチ」

＋

心肺機能を高める

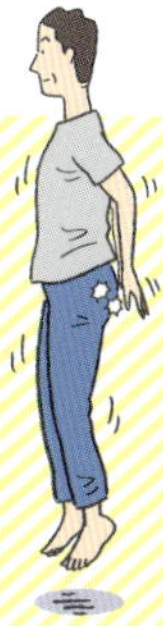

肺は自身で広げることができないため、肺の周囲にある筋肉「呼吸筋」にアプローチ。硬くなった呼吸筋を広げることで、肺の動きが活発に。加えてジャンプ運動で肺活量がアップし、酸素の運搬力も高まる。

▲P32「ペンギンジャンプ」

▼

無理をしていた心臓のポンプ力が正常に戻り、

＝血圧が下がる

POINT

降圧ストレッチ&降圧ジャンプで、しなやかな筋肉・血管・肺を取り戻そう

降圧運動で
うれしい！
ビックリ！

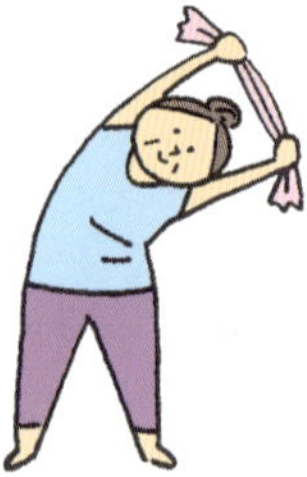

体験者エピソード

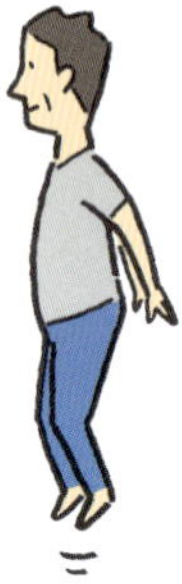

Sさん・64歳・女性

最高血圧……… 156mmHg
最低血圧……… 99mmHg

↓

最高血圧… **119mmHg**
最低血圧…… **88mmHg**

**介護疲れで
180超えも。
運動で
120前後に安定**

50代のとき、父親の自宅介護をきっかけに高血圧と診断されるようになりました。高い日には最高血圧が180に達したことも。介護を終えたあとも150を超えることがありましたが、降圧ストレッチを始めて血圧が120前後へと安定。10年以上、飲み続けた薬を少しずつ減らしています。

50歳でも心肺機能低下？ 降圧ジャンプで効果バツグン！

Kさん・50歳・女性

最高血圧……… 181mmHg
最低血圧……… 107mmHg

↓

最高血圧… **152mmHg**
最低血圧… **102mmHg**

血圧があまりにも高いので、何かできることはないかと加藤先生の血圧相談室に。降圧ストレッチを始めたところ、1週間で172/112まで下がり、上下の差も縮みました。降圧ジャンプも加えたら、152/102とさらに下がったのです！　今後は降圧運動を習慣にし、140前後で安定したら医師と相談して薬を卒業しようと思います。

数値が下がる楽しみが降圧運動のモチベーションに

Mさん・79歳・男性

最高血圧……… 141mmHg
最低血圧……… 84mmHg

↓

最高血圧… **118mmHg**
最低血圧…… **83mmHg**

お酒もタバコものまず、50代までは高血圧と無縁の生活でした。仕事を辞めた70代以降、血圧が上がり、血管年齢はなんと80代と診断されてしまいました。しかし降圧運動を始めてからは、最高血圧が110台の日が増えるように！　数値が下がる楽しみが降圧運動を行うモチベーションにつながっています。

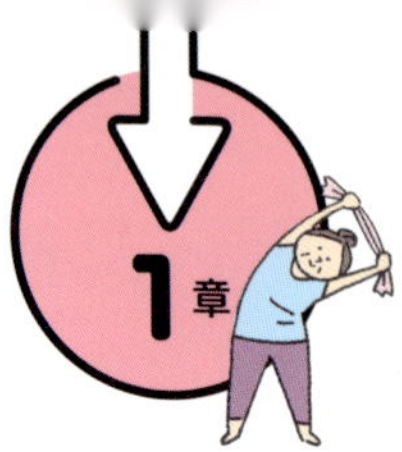
1章

血圧が下がる「バンザイ！ストレッチ」

筋肉の伸縮を同時に行うことで、「血流改善」と「NO分泌」を促す一石二鳥の降圧運動です。筋肉を伸ばし、圧迫していた血管を広げて血行をよくすると同時に、反対側の筋肉を縮めることで血管内壁からNOを放出させます。

- 所要時間：1分程度
- 回数：1日1～2回
- 用意するもの：タオル
- タイミング：思い立ったときにいつでも

※ただし、起床直後は避ける

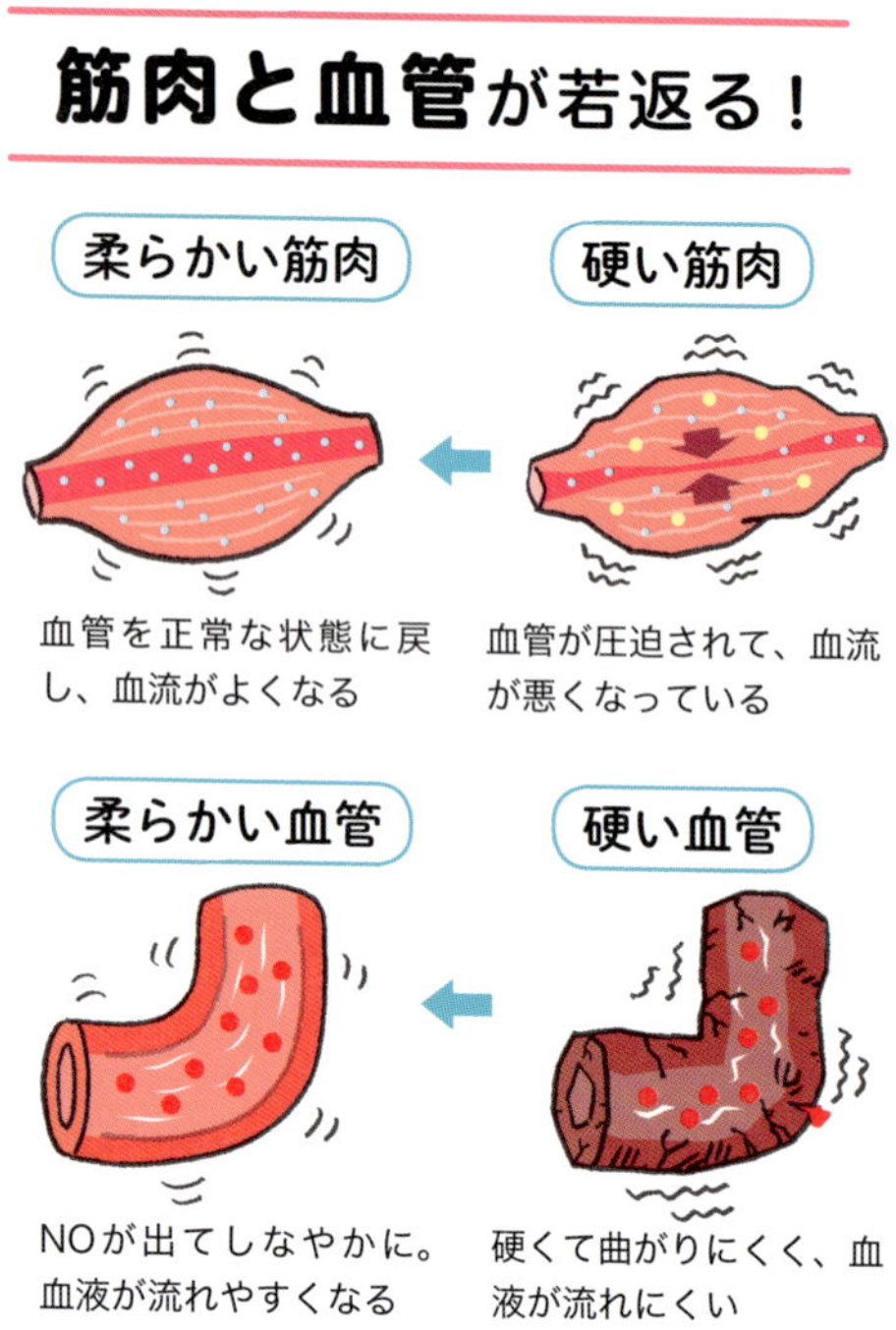
筋肉と血管が若返る！
柔らかい筋肉
硬い筋肉
血管を正常な状態に戻し、血流がよくなる
血管が圧迫されて、血流が悪くなっている
柔らかい血管
硬い血管
NOが出てしなやかに。血液が流れやすくなる
硬くて曲がりにくく、血液が流れにくい

バンザイ！ストレッチの流れ

筋肉が伸びる⇒血流改善　筋肉が縮む⇒ NO 分泌

前後の動きで
表側と裏側を伸縮

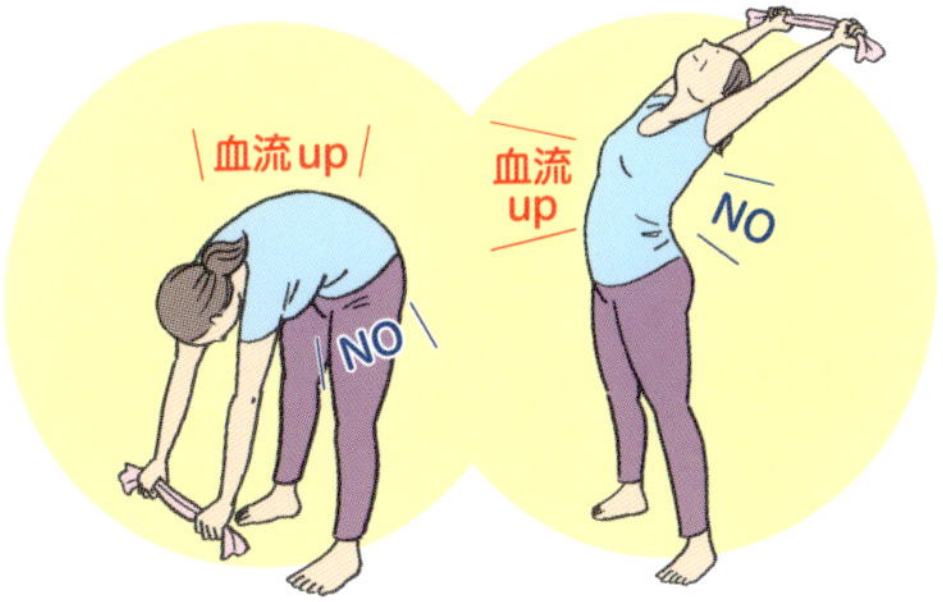

左右に動かし、
体側を伸縮

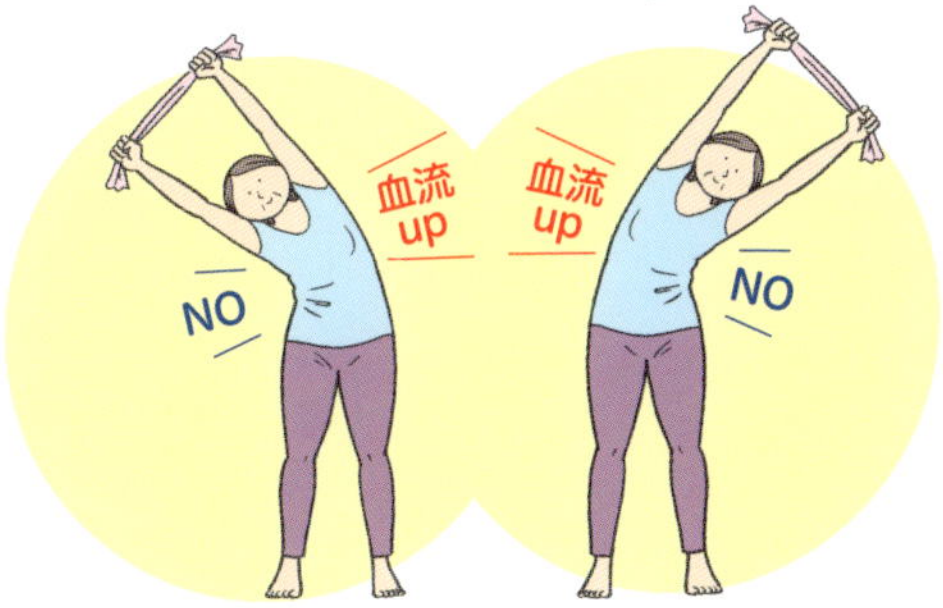

体をひねり
上半身全体を刺激

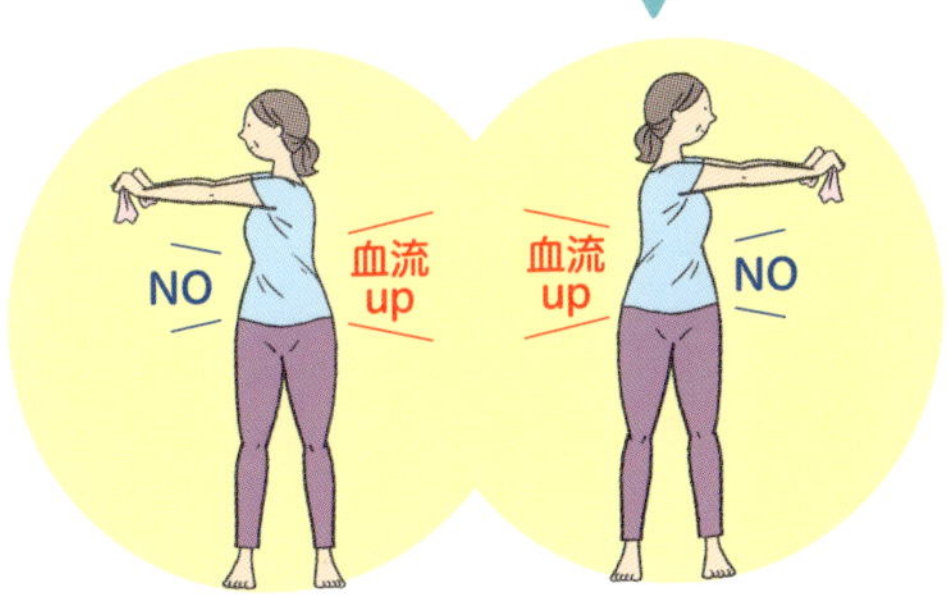

バンザイ!ストレッチ 前後

前後の屈伸運動で、体の表側を伸ばし、次に裏側を伸ばします。同じ姿勢や猫背によって縮こまっていた筋肉を伸縮させ、筋肉と血管に同時にアプローチします。

呼吸は止めない！

① 足を肩幅に開いて立ち、両手でタオルを持って頭上に上げる。

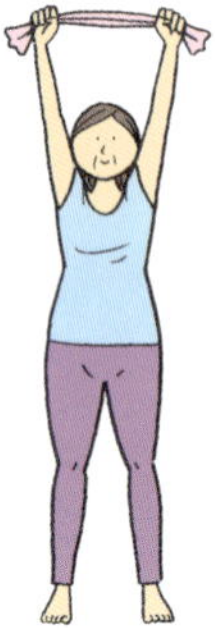

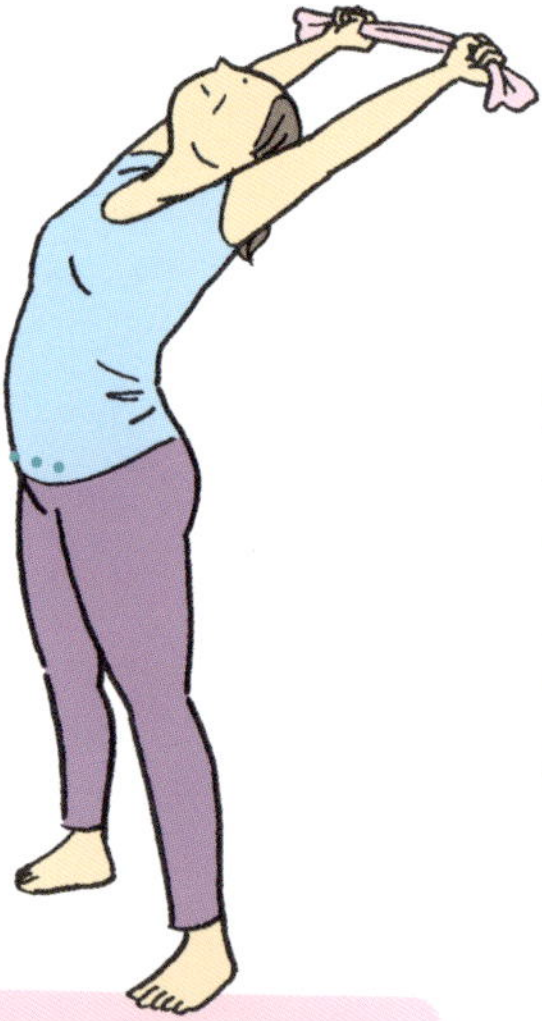

10秒キープ

Check

息をゆっくり吐きながら行いましょう。

② 息を吐きながら両手を耳の後ろへと引っ張りつつ体をそらし、キツイところで10秒キープ。

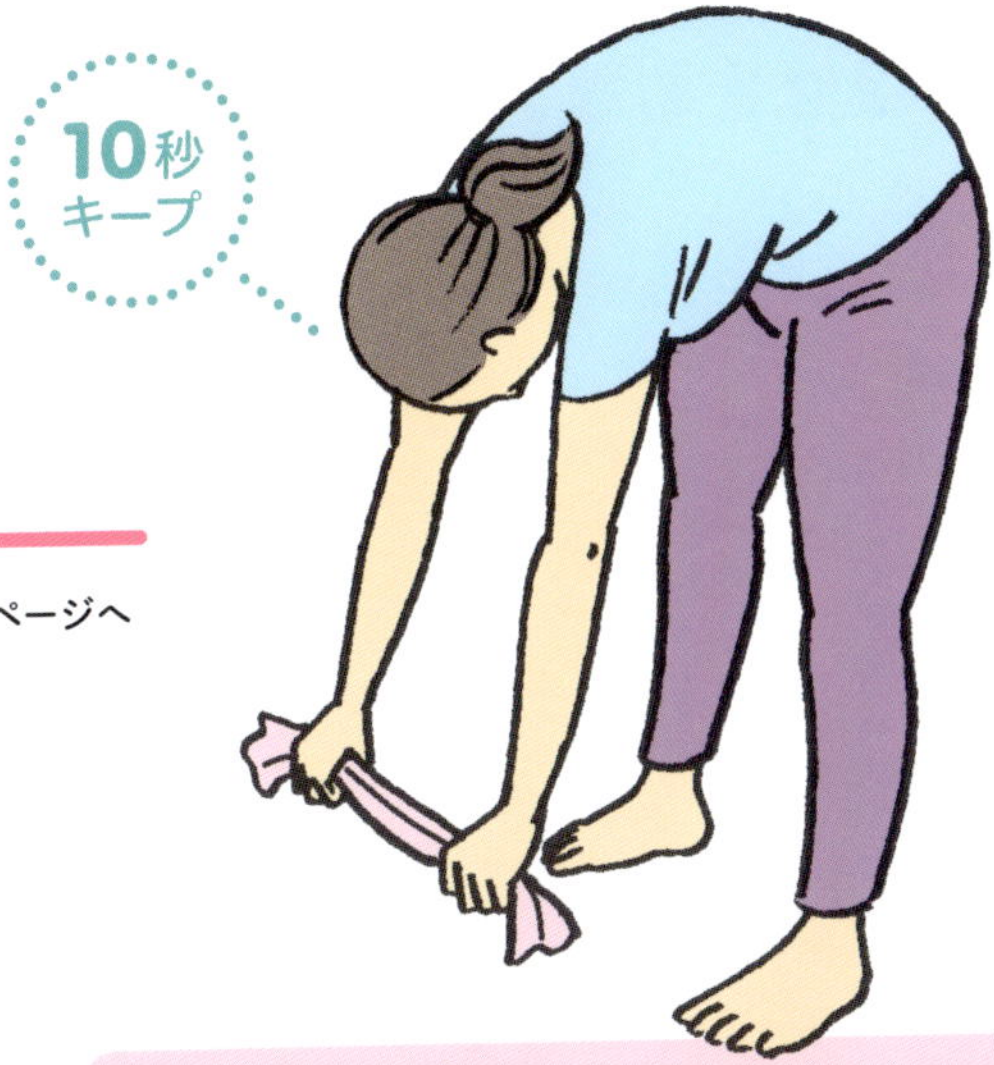

次のページへ

④ 息を吐きながら両手を下げて、膝を伸ばしたままゆっくり前屈。キツイところで10秒キープ。

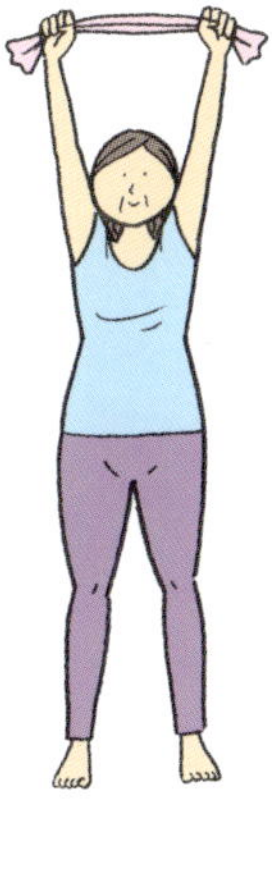

③ バンザイの体勢に戻る。

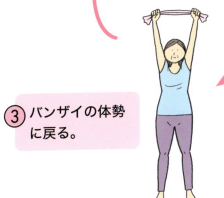

バンザイ!ストレッチ 左右

次に体側の筋肉にアプローチ。片方を伸ばしながら、同時に反対側を縮めることで血管を柔らかくするNOの分泌も促します。

呼吸は止めない！

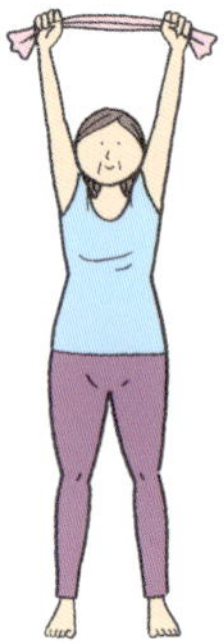

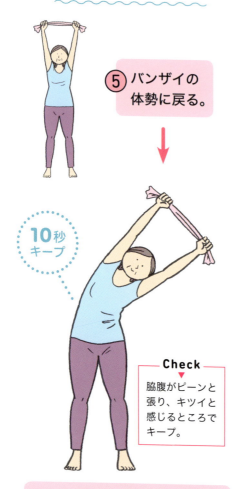

⑤ バンザイの体勢に戻る。

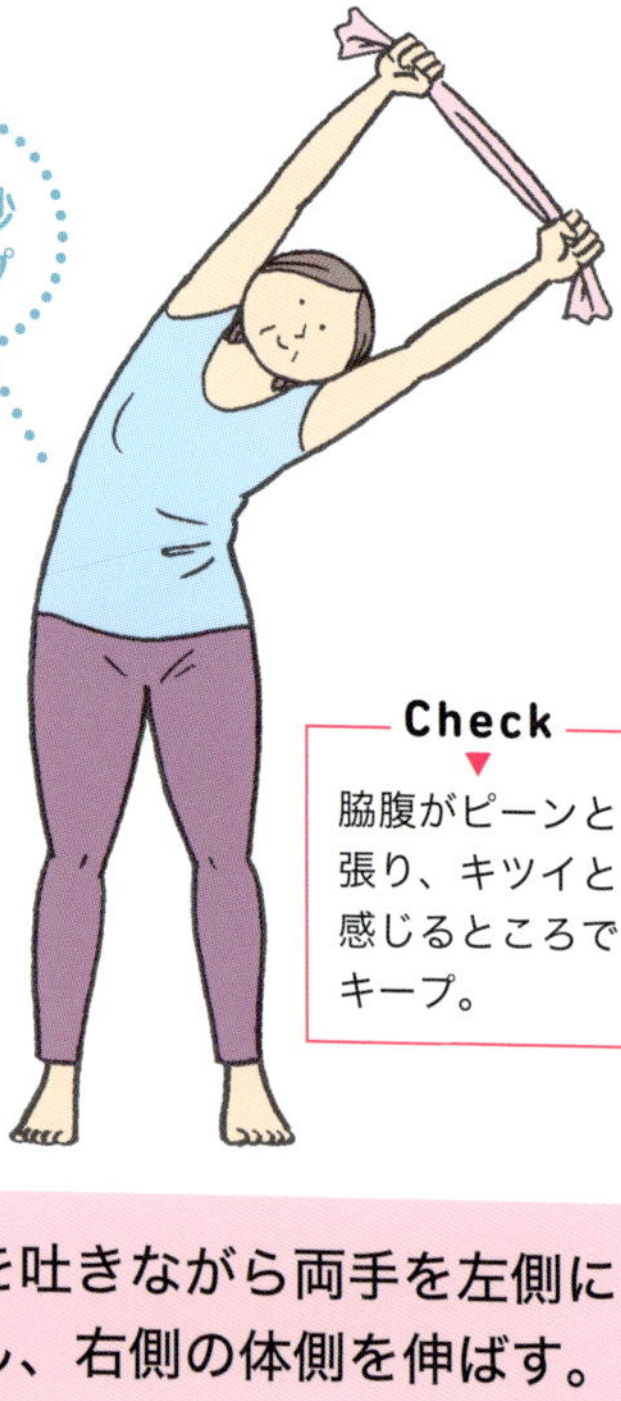

10秒キープ

Check
脇腹がピーンと張り、キツイと感じるところでキープ。

⑥ 息を吐きながら両手を左側に倒し、右側の体側を伸ばす。

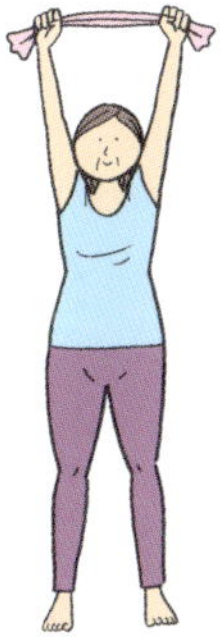

7 バンザイの体勢に戻る。

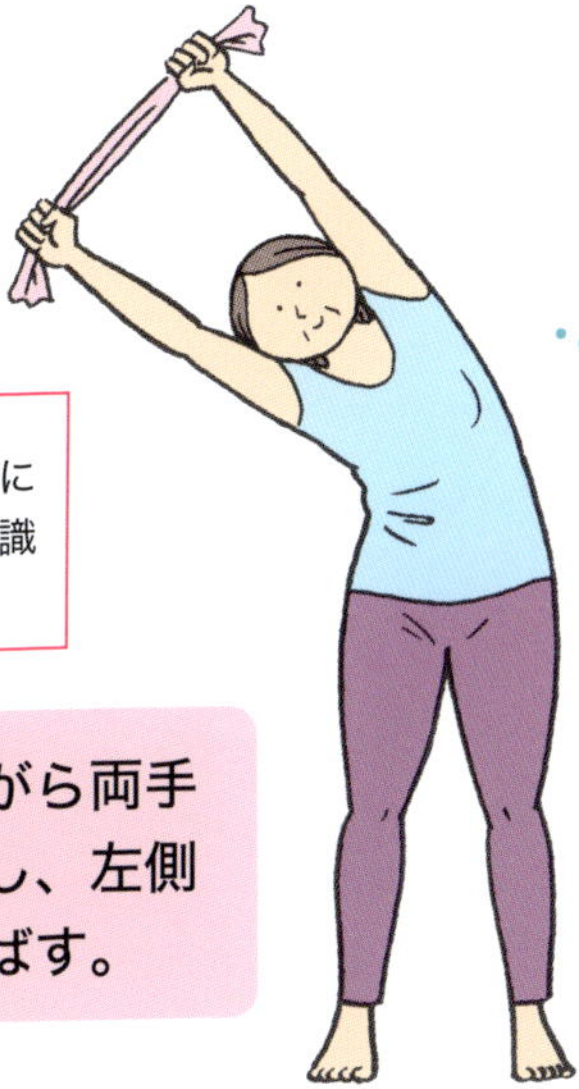

10秒キープ

8 息を吐きながら両手を右側に倒し、左側の体側を伸ばす。

Check

上半身は真横に倒すことを意識しましょう。

NG

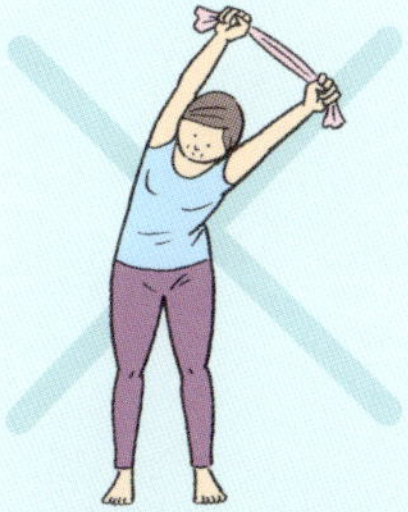

上半身が真横ではなく前に倒れてしまうと、体側が十分に伸びないので注意。

次のページへ

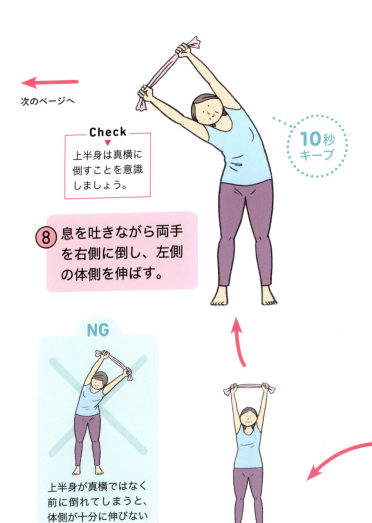

バンザイ!ストレッチ ひねり

最後に体をひねり、上半身全体の筋肉に刺激を与えます。少しキツイと感じるところまでギュッとひねりましょう。

呼吸は止めない！

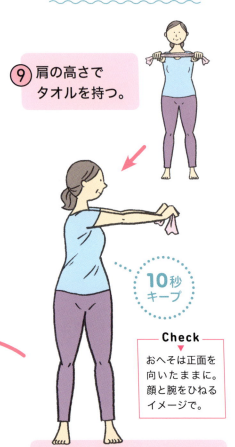

⑨ 肩の高さでタオルを持つ。

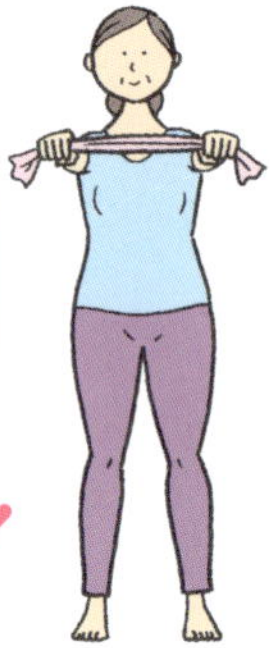

Check

おへそは正面を向いたままに。顔と腕をひねるイメージで。

⑩ 息を吐きながら上半身を右方向にひねる。顔は両手の方向へ。キツイと感じるところで10秒キープ。

10秒
キープ

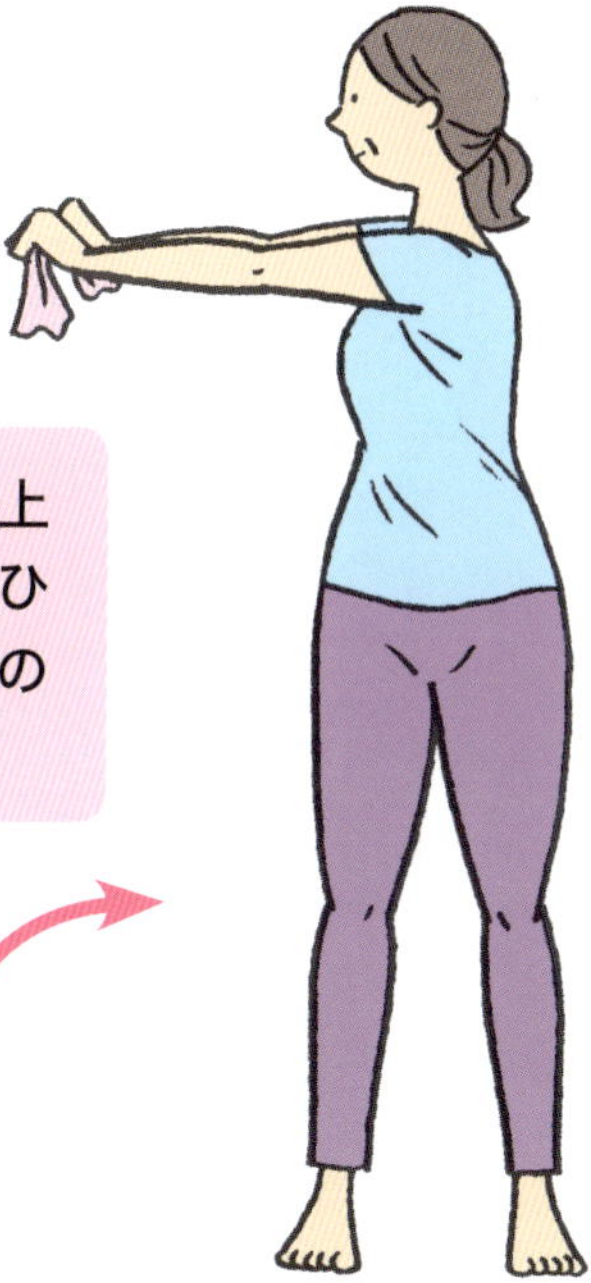

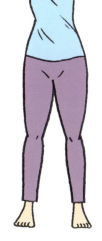

⑫ 息を吐きながら上半身を左方向にひねる。顔は両手の方向へ。

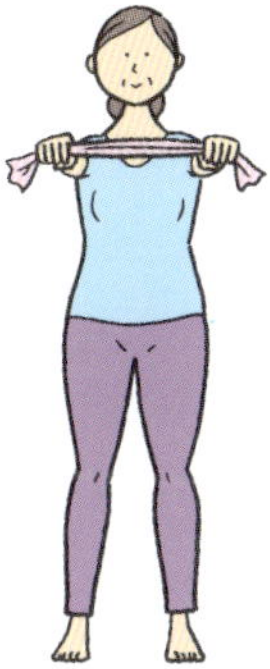

⑪ 上半身を正面に戻す。

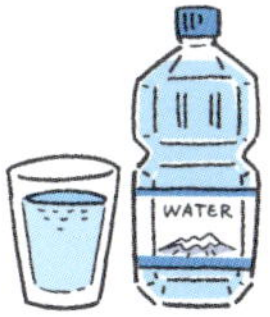

ストレッチ終了後は
コップ１杯の水分補給を！

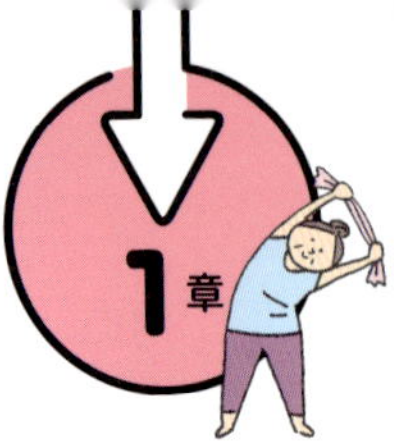

心肺機能が若返る「ペンギンジャンプ」

心臓と肺が若返る！

肺活量がアップ　　肺活量の低下

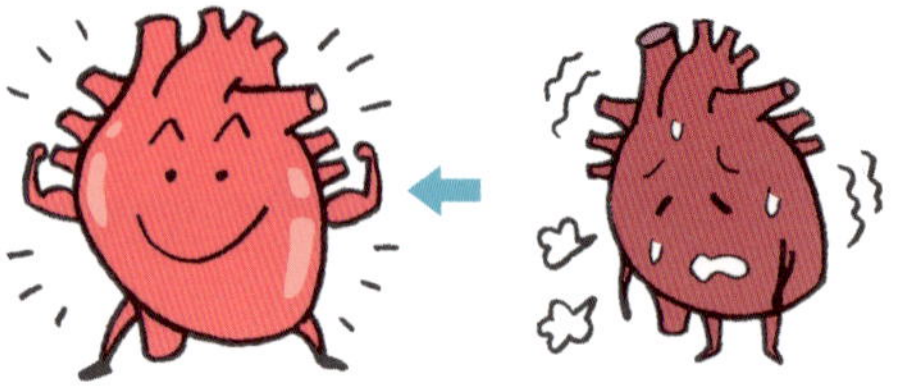

体内に酸素を送り届ける力が高まり、心臓が過剰に働かなくてすむ。

必要な酸素を全身に送れなくなり、心臓ポンプに負担がかかる。

運動不足により機能が低下している肺をダイナミックに動かすことで、心肺機能を活性化させます。足腰に不安がある人は、最初は怖いと感じるかもしれませんが、床すれすれの高さからでもいいので、無理のない範囲でチャレンジしましょう。

- 所要時間：10秒
- 回数：1日1〜2回
- タイミング：思い立ったときにいつでも

※ただし寝る前と起床直後は避ける

血圧180mmHg以上の人は、まずは「バンザイ！ストレッチ」のみで様子をみましょう。180以下になったら「ペンギンジャンプ」をプラスします。

10秒間
繰り返す

その場でジャンプをしながら、空中でお尻を２回叩く。

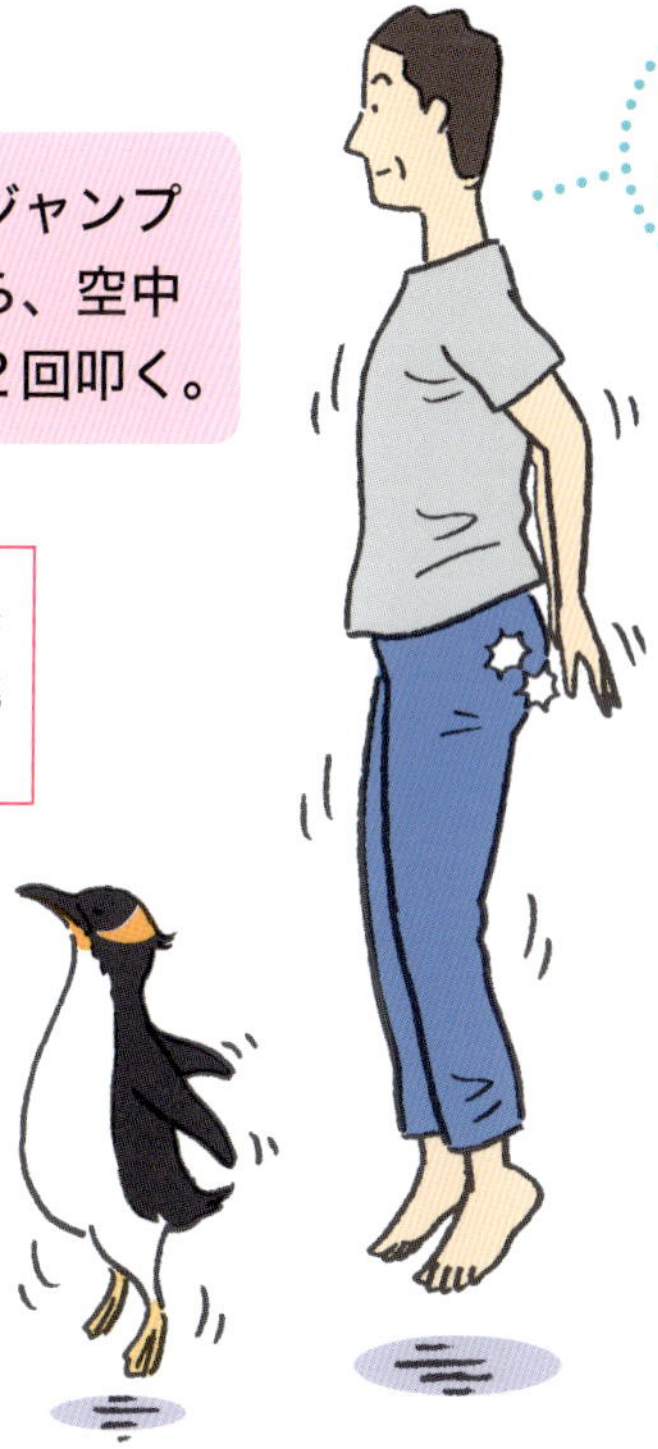

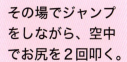

Check

胸を開き、腹筋に力を入れて跳びましょう。

「高く跳ぶ」より「素早く叩く」を意識

跳ぶことはもちろん、「空中で２回叩く」という動作は脳にとっても、非常によい刺激になります。最初のうちは高く跳べなくてもいいので、素早くお尻を叩くことを意識しましょう。できる人は叩く回数を３回、４回と増やしていくのもオススメ。毎日続けることで着実に筋肉や心肺機能が若返っていきます。最初は辛くても、焦らずコツコツ頑張りましょう。

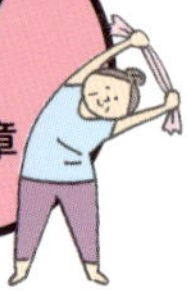

"メンタル高血圧"には降圧ツボが効く

降圧ストレッチと合わせて行ってもらいたいのが、「ツボ押し」です。降圧ストレッチや降圧ジャンプが筋肉や血管、心肺機能に働きかけ、高血圧にならない体質に変えていくのに対し、降圧ツボはメンタルが原因で起こる突発的な血圧の上昇を抑えてくれます。**「肉体的な原因には降圧運動」「精神的な原因には降圧ツボ」**と覚えてください。

ツボ押しには、脳内の本能を直接刺激して、自律神経を調整し、血圧をあるべき状態に戻す効果があります。いつでもどこでも実践することができ、即効性もバツグン！　イライラや不安など、ストレスを感じたときにはぜひ試してみてください。

ただし、ツボ押しの効果はあくまでも一時的なもので持続力はありません。基本的には降圧運動を続けることを前提に、いざというときの対処法として活用してください。行う際は必ず椅子に座り、力を加えすぎないよう注意しましょう。

こんな高血圧には
降圧ツボ！

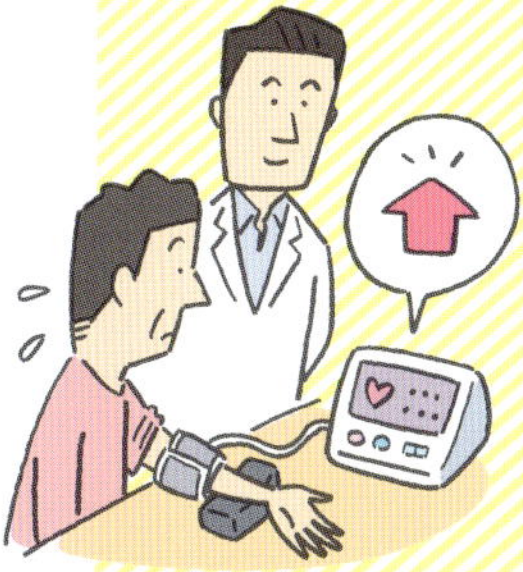

- □ 病院での血圧測定で、緊張を感じたとき
- □ 怒りやイライラなど強いストレスを感じたとき
- □ 運動をして動機や息切れが激しくなったとき
- □ 朝測ったら、いつもより数値が高かったとき

Q 「ツボ」ってそもそも何？

A

ツボは「神経の交差点」。老化や運動不足で体が硬くなると、神経の交差点で交通渋滞が起こりやすくなります。この渋滞を解消し、神経の流れをよくすることがツボ押しの目的です。ツボを押すことで交通渋滞がなくなると、血圧をコントロールする自律神経の働きがよくなり、血圧が即効で下がるというわけです。

POINT

肉体的な高血圧にはストレッチ、
精神的な高血圧にはツボ押し

ツボの探し方

ツボを探すときの目印になるのが「骨」です。ツボは神経の交差点にありますが、神経は骨に守られるようにして骨の裏側を通っています。骨をたどっていき、骨の内側に指を潜らせるようにして押し、「ツーン」と響くような感覚があればそこが正解です。

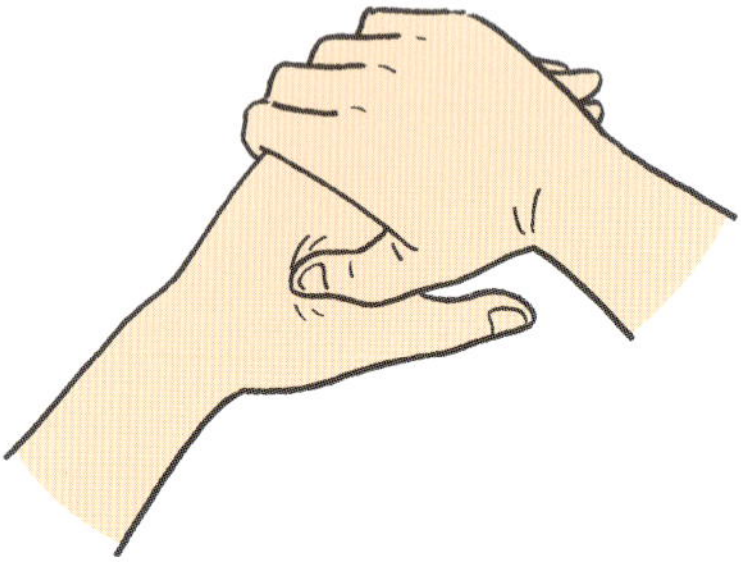

ツボの押し方

ツボを押すときは、口から細く長く息を吐き続けながら、少しずつ力を加えます。離すときは、ゆっくり息を吸いながら、少しずつ力を抜いていきます。これを5秒間、3回繰り返します。過度に力を入れる必要はなく〝イタ気持ちいい〟程度が効果的です。

3回も押せば十分ですから、たくさん押すことよりも正しい位置を押すことに意識を向けましょう。

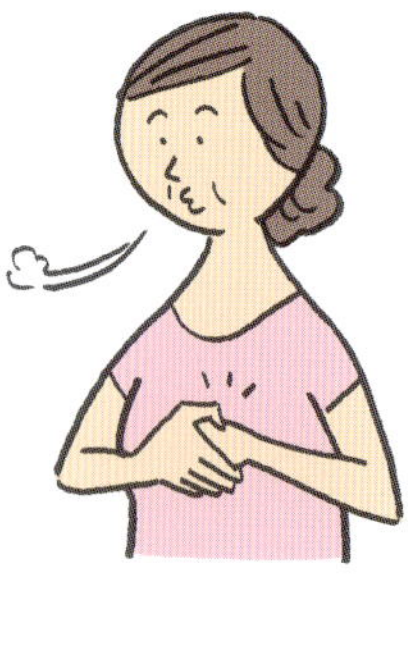

ドキドキする緊張や、
ピリピリする神経過敏に

降圧ツボ①

内《ない》関《かん》

緊張が高まったとき、副交感神経を優位にして血圧を鎮める。

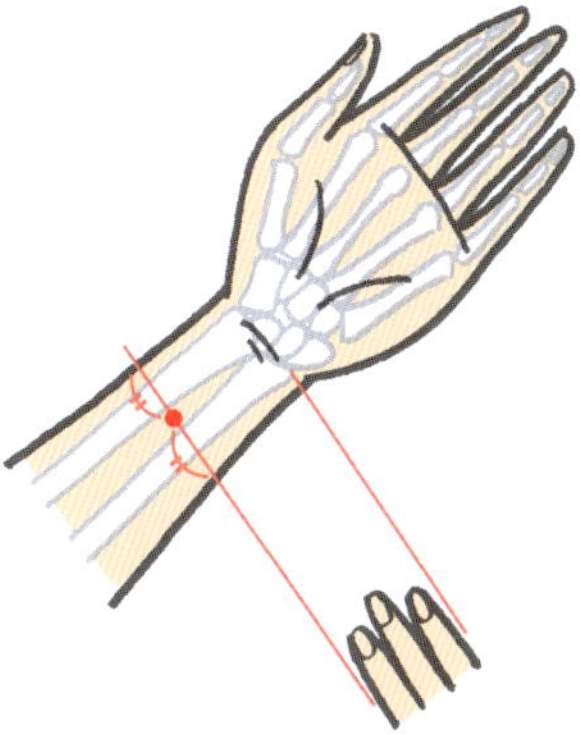

ツボの位置 手首内側のシワから、ひじ方向に指3本分を置いたあたり。

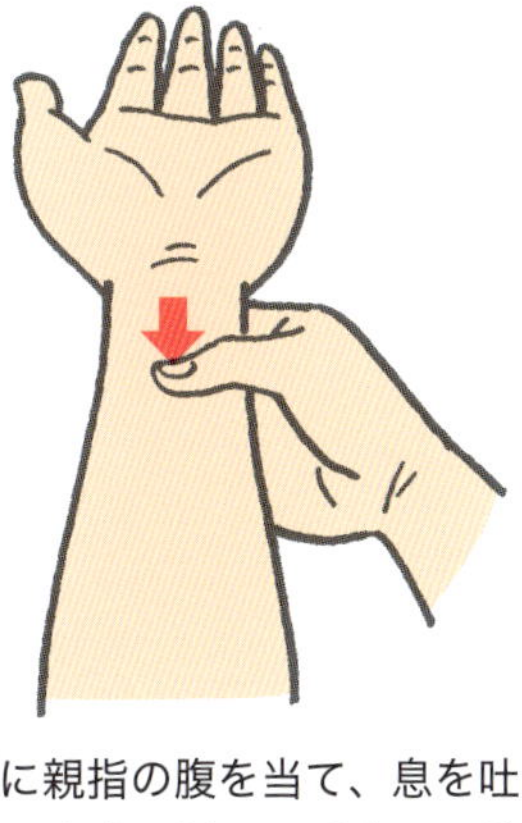

ツボの押し方 ツボに親指の腹を当て、息を吐きながら、皮膚に対して垂直に５秒かけて少しずつ力を加える。息を吸い込みながら５秒かけて力を抜く。

左右 **3回** 繰り返す

頭がカーッとなる怒りに

降圧ツボ②

合《ごう》谷《こく》

痛みや激しい怒りを抑えるホルモンが分泌される。

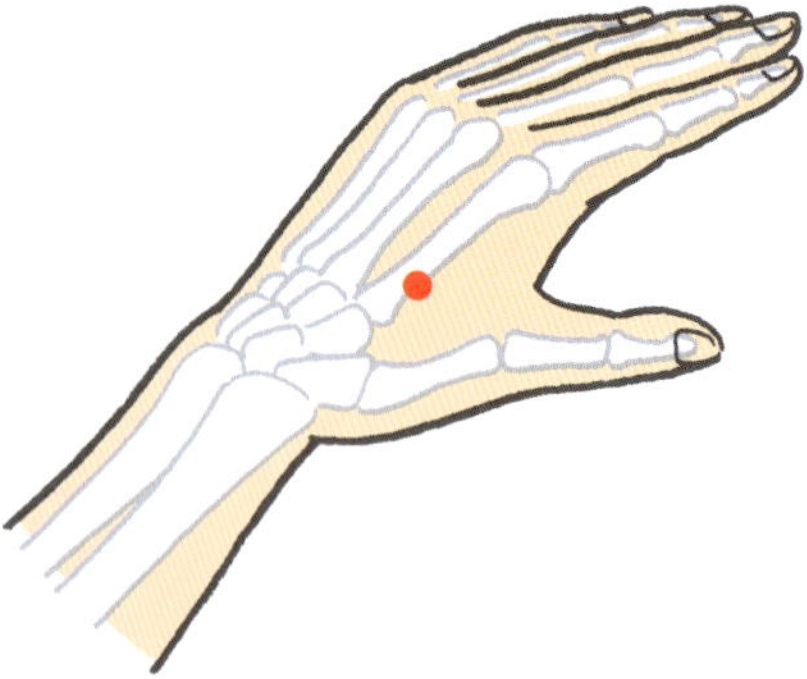

ツボの位置

親指と人差し指の骨が接している二股部分から人差し指の骨をたどり、少しくぼんだところ。

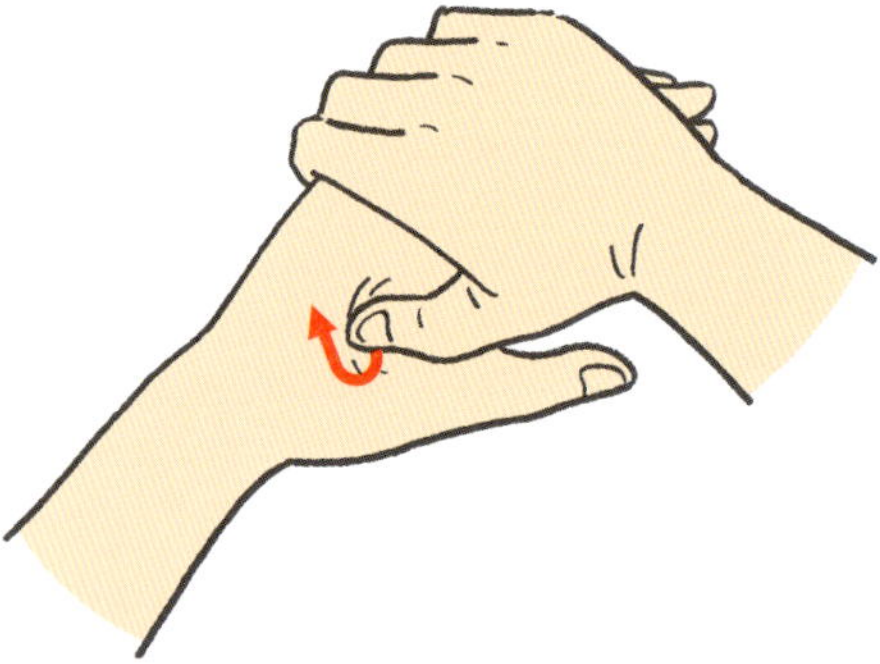

ツボの押し方

親指をツボに当て、人差し指の骨の内側に押し上げるようにする。５秒間押したらその後、５秒かけて少しずつ力を抜いていく。

左右 3回 繰り返す

落ち込みやイライラなど
心の疲れに

降圧ツボ③

労《ろう》宮《きゅう》

不安や悩み、イライラが収まらないとき、自律神経のバランスを整える。

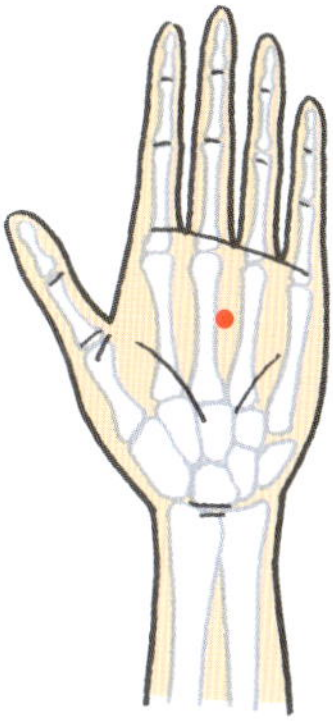

ツボの位置 手のひらの中央より少し上、軽く手のひらを握ったときに中指と薬指が触れる間にある。

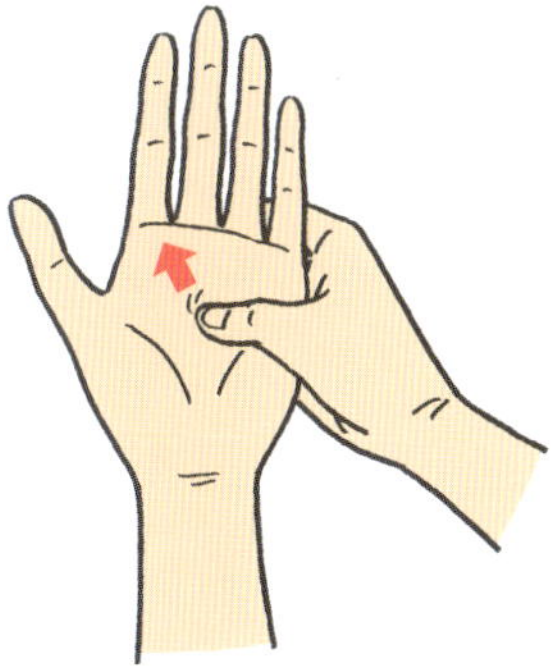

ツボの押し方 ツボに親指を置く。皮膚に対して垂直に押してから、人差し指の付け根に向けて押し上げるようにツーンとするまで押す。5秒かけてゆっくり押した後、5秒かけて力を抜いていく。

左右 3回 繰り返す

いつやめる？
どうやめる？

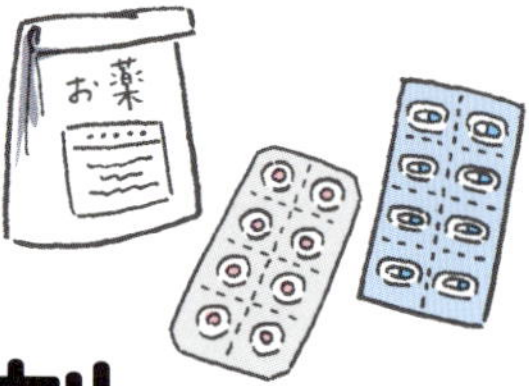

降圧剤から卒業する方法！

実践編

いざ「薬から卒業しよう」と思っても、これまで毎日飲んでいたものを、いきなりゼロにしてしまうのは怖いですよね。ここでは3つのステップで、段階的に薬を減らしていく方法を紹介します。ステップアップのタイミングは人によってさまざまですので、「降圧ストレッチ&降圧ジャンプ」を続けながら、自分にとって無理のないペースで行いましょう。いつからでも始められますが、冬場よりは血圧が安定しやすい暖かい時期のほうがオススメ。正常値が続くようになったら、医師と相談し、薬から卒業しましょう。

薬の卒業スケジュール

STEP 1　1日の中で飲む回数や量を減らす

朝晩と飲んでいる人なら晩だけやめてみる、1日2錠飲んでいる人は1錠にするなど、1日の摂取量を減らしましょう。

STEP 2　1週間の中で飲まない日をつくる

「土曜日は飲まない」など、1日ずつ飲まない日を増やしていきます。特別な予定がなく、リラックスして過ごせる日を選びましょう。

STEP 3　気になる症状がある日だけ飲む

「朝、測定したら血圧が高かった」「昨日より少し上がった」など、不安な日や症状があるときだけ飲むことに挑戦しましょう。

頭痛薬は頭が痛いときに飲むのに、降圧剤は毎日飲むっておかしくないですか？

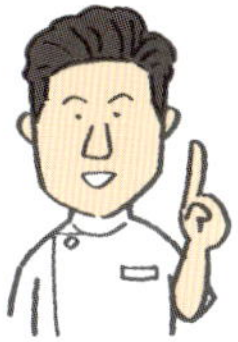

POINT

毎日の数値と合わせて、体調について気づいたことをメモしておこう。体の変化を自覚することで、今後の卒業スケジュールが立てやすくなる。

Q&A こんなときどうする？

Q 薬を飲んでいないと不安です。

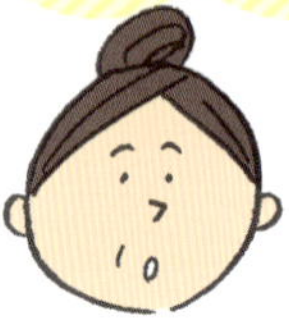

A 血圧の数値が「年齢＋90」以内であれば大丈夫。また、数値が普段より高めの日だけ飲むようにするのもいいでしょう。

Q 薬を卒業した途端、血圧が上がりました。

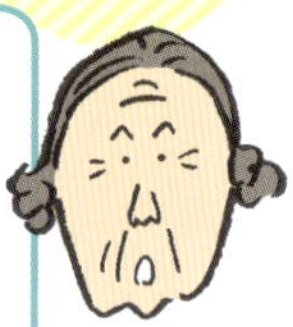

A 動悸やめまいなど目立った症状がなく、「年齢＋90」に収まっているならそのまま様子を見ましょう。それが本来、あなたに適した血圧なのかもしれません。詳細はP.106へ。

Q 血圧が下がっても病院で薬を出されます。

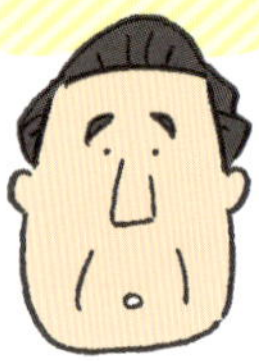

A 医師に薬を減らすか、弱い薬に替えてもらえないか相談してください。もし、かたくなに断られるなら病院を替える選択肢も検討しましょう。

Q

薬で数値をコントロールできていたのに、飲まないと数値が不安定です。

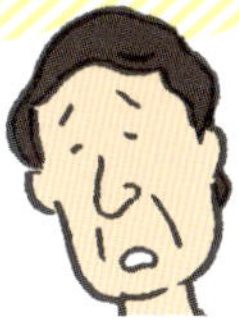

A

血圧は日々刻々と変動しているものなので心配ありません。血圧に限らず体の調子も日々変わります。薬に頼らず、きちんと自分の体と向き合うクセをつけましょう。

Q

飲んだり飲まなかったりを繰り返してもよい？

A

本来、薬は症状が出たときにだけ飲むもの。飲み続けるものではありません。血圧の数値や体調に合わせ、必要に応じて摂取すればよいでしょう。

最初は怖くても、少しずつ減らす勇気を持つことが卒業への一歩につながります。

コラム

降圧ストレッチを習慣化しよう

生活習慣病である高血圧を治すには、日頃の生活を見直すことが一番です。降圧効果のある「バンザイ！ストレッチ」と「ペンギンジャンプ」は２つ合わせてもわずか１分ちょっと。どんなに忙しい人でもできなくはないと思いますので、ぜひ習慣化してください。

「何でも三日坊主で終わってしまう」という人でも、たとえば歯を磨かずに眠ると気持ちが悪いですよね。それと同じで一度、習慣化してしまえば、継続することはそれほど難しくありません。「血圧測定後にストレッチ」「朝のニュースを観ながら行う」など、日課とセットにすれば、より習慣づけしやすくなります。続けていれば数値に変化が表れますから、まずは効果が出るまで頑張りましょう。

2章

高血圧の常識を疑うことから始めよう

高血圧のこと、どれくらい知っていますか？

誤解をしていませんか？

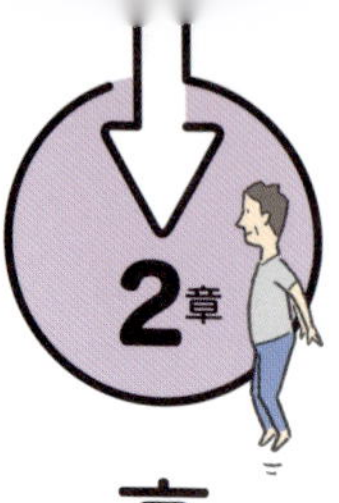

高血圧の「誤解」を解く！

　まず、高血圧を患うほとんどの人は、高血圧について重大な誤解をしています。しかし、それは決して患者側のせいではありません。誤解をしてしまう背景には、「お医者さんの言うことは絶対」という不文律があるからです。実は医師が下す「高血圧症」の診断基準には問題があります。今では誰もが当たり前のように**「140mmHg以上は高血圧」と思っていますが、この基準が制定されたのはつい最近のこと。**制定された経緯も疑問が残るものでした。

　また医師は病気を治す専門家ですが、薬についてはどうでしょうか？　医学部では、薬のことは習いません。医師の多くは製薬会社が開く勉強会を通して薬を学びます。そのため、医師は薬の効果を説明できても、副作用については詳しくないというわけです。

　本章ではこうした高血圧にまつわるさまざまな「誤解」を、ひとつずつ検証していきたいと思います。

チェックしてみよう！

高血圧の4つの「誤解」

これまであなたが「当たり前」と思っていた知識や情報は、
本当に正しいのでしょうか。

❶ 高血圧は病気である 誤解

血圧が高いという状態であって、病気ではありません。

❷ 高血圧は薬で治す 誤解

血圧が上昇しているのには理由があり、原因も知らないまま薬で下げるというのはかえって危険です。

❸ 140mmHgをすぎたら危険 誤解

身長や年齢、体の大きさも違うのに一律「140でアウト」というのは、おかしいと思いませんか？

❹ 血圧の薬は一生飲み続けるもの 誤解

一生飲み続けるということは治らないということ。「治せない」と宣言しているのなら、それはもはや治療ではありません。

POINT

知っているようで知らない高血圧。
誤解を改め、正しく理解していこう

2章

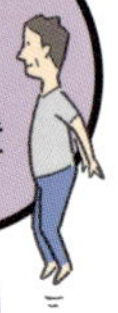

誤解を解く！1

9割の高血圧は自然現象

18ページでもお話したとおり、高血圧は大きく分けて2種類あります。ひとつは特定の原因がある「二次性高血圧」、もうひとつは特に原因が見当たらない「本態性高血圧」と呼ばれています。二次性高血圧に該当する人は全体のわずか1割、残りの9割、つまりほとんどの人は、明確な原因のわからない本態性高血圧に該当します。

本態性高血圧は、第1章で紹介した4つの原因によるもので、加齢や運動不足によって筋肉や血管が硬くなり、さらに心肺機能が低下し、血液を全身に行き渡らせにくくなることによって引き起こされます。

そう考えると、年を重ねるにつれて、若い頃より血圧が上がっていくのも、実はとても自然なことです。

あなたの血圧も、**特別な症状や原因がなく、年齢とともにただ血圧が上昇している**だけであれば、それは単なる老化現象のひとつといえるのではないでしょうか。

性質が異なる！

高血圧には2種類ある

本態性高血圧

特に気になる異常がなく、「原因不明」といわれている高血圧。運動不足による影響が大きく、運動により筋肉や血管、心肺機能を高めることで改善される。

二次性高血圧

腎機能の低下や副腎からのホルモン分泌の過剰によって起こる高血圧。重大な病気を招く危険性が高いため、医療機関の受診や投薬治療などが必要。

ほとんどの人がコッチ！

9割 ： 1割

危険

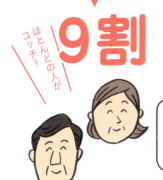

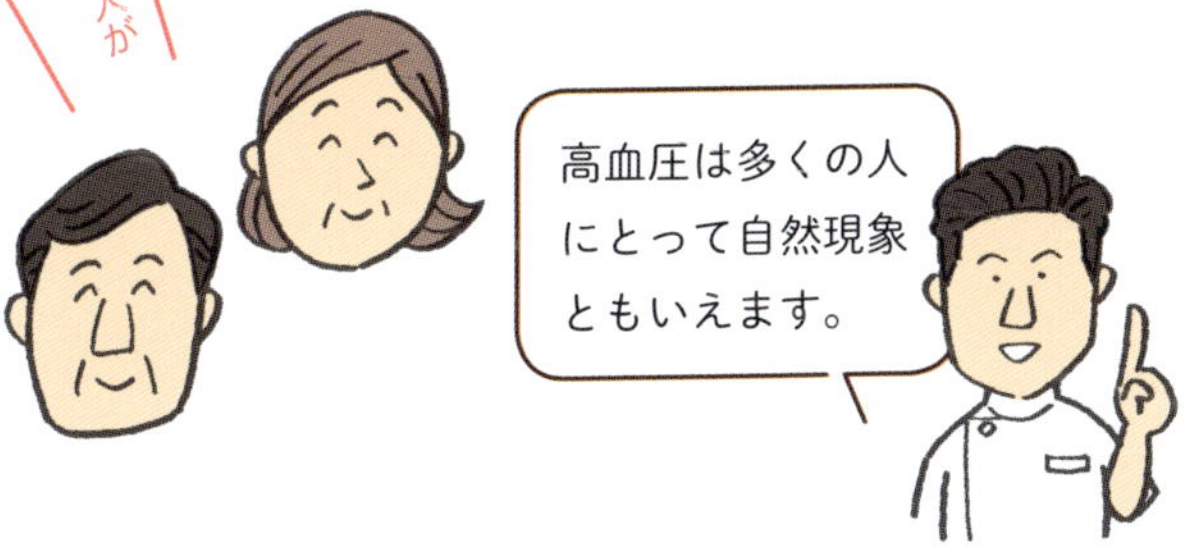
高血圧は多くの人にとって自然現象ともいえます。

POINT

ほとんどの高血圧は筋肉の老化によるもの。降圧ストレッチ＆降圧ジャンプで改善できる

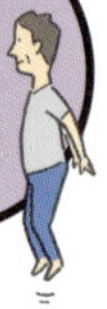

誤解を解く！2

高血圧は体のサイン、薬で下げればOKではない

医師から「高血圧だと、重大な病気になりやすいですよ」と言われたことはありませんか？　**これは大きな間違いです。**

「高血圧が病気の原因」になるのではなく、「病気であるから高血圧」「体の機能が衰えているから高血圧」だったのです。つまり、体が血圧を上げることによって、病気であることや、体内の状態を一生懸命知らせてくれているのです。それなのに、数値が高いからと降圧剤で安易に下げようとするのはかえって危険です。せっかく体が不調のサインを出しているのに、薬で消してしまえば病気の存在に気づけなくなってしまい、それこそ重大な病気へと進行するかもしれません。

医師がやるべきことは闇雲に降圧剤を出すことではなく、重大な病気が潜んでいるかどうかを見抜くこと。数値だけを見て「高血圧だから薬を飲みましょう」というのは、それこそ危険です。

血圧を上昇させることで
体が伝えたいこととは？

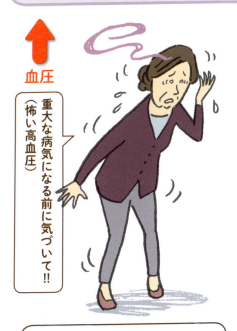

血圧

重大な病気になる前に気づいて!!
（怖い高血圧）

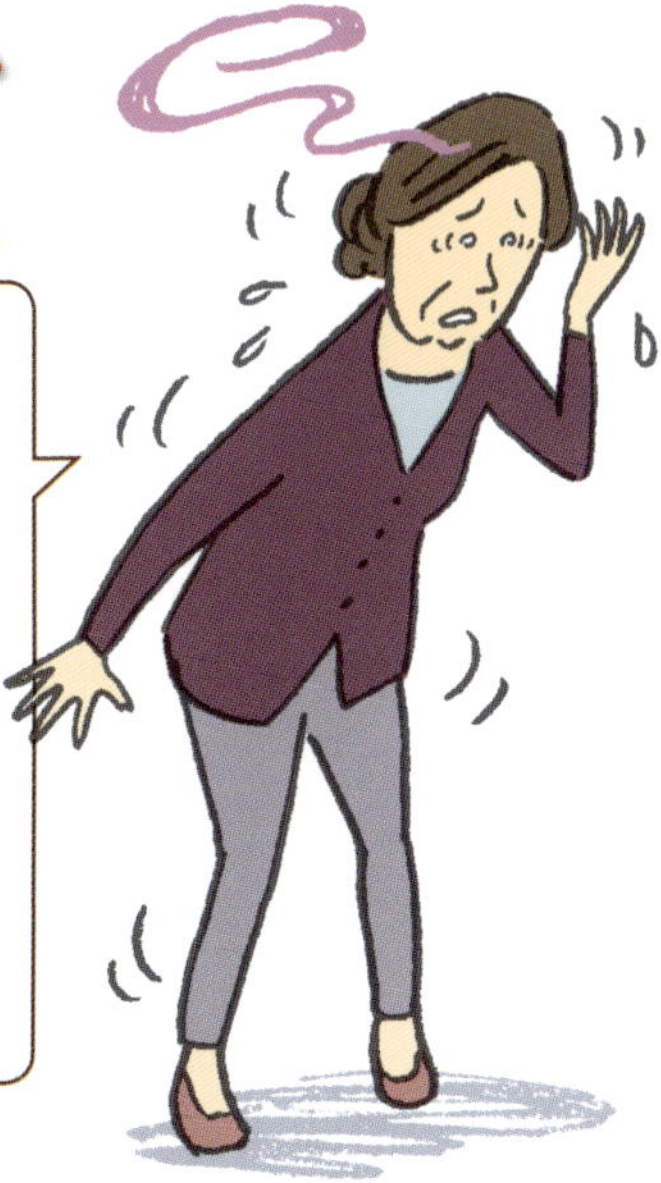

血圧

筋肉・血管・心肺機能が
衰えているみたいだよ！
（怖くない高血圧）

あなたの高血圧が「怖い高血圧」なのか「怖くない高血圧」なのかの判断は P56〜でお話しします。

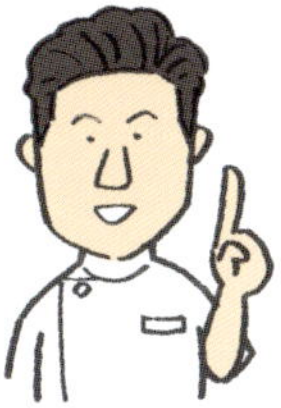

POINT

**高血圧だから病気になるのではなく、
病気が潜んでいるから血圧が上昇する**

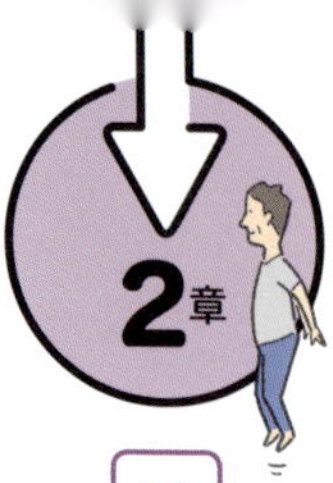

誤解を解く！３

血圧にも個体差があっていい

筋力や肺活量は、年齢や体格によって人それぞれ異なります。たとえば身長１５５cmの70代女性と身長１９０cmの20代男性とでは、筋力も肺活量もまるで違います。また、同じ人でも加齢によって変化していきます。たとえば、10代の頃は50mを8秒台で走ることができた人でも、年をとるにつれてどんどん秒数が長くなっていくはずです。

同じように、血圧にも個体差があっていいはずで、**年をとれば血圧も高くなっていくのが自然**なのに、年齢や性別、体型に関係なく一律で１４０mmHgから高血圧と定められている。なんだかおかしいと思いませんか？

ちなみにキリンの血圧は上が２６０、下が１６０もあります。身長が５mある上に首も長く、心臓よりかなり高い位置に脳があるため、全身に血液を送るには人間よりも高い血圧が必要なのです。このことからも、体格によって血圧が違って当然だということがよくわかりますよね。

ちなみに……

血圧の単位「mmHg」って？

単位がわかると血圧がわかる

血圧の単位「mmHg」は、その圧力を水銀柱の高さに換算して表したものです。「Hg」は水銀の元素記号であり、この単位は聴診器で血圧の音を聞き取りながら水銀柱の目盛りを読み取る、水銀式血圧計の時代に生まれました。

例）血圧150mmHg

水銀の柱を15㎝押し上げる
力があるということ。

水銀は水の13倍の比重を持つので、水に置き換えると2m近く吹き上げるほどの強さで血圧を押し出していることになる。

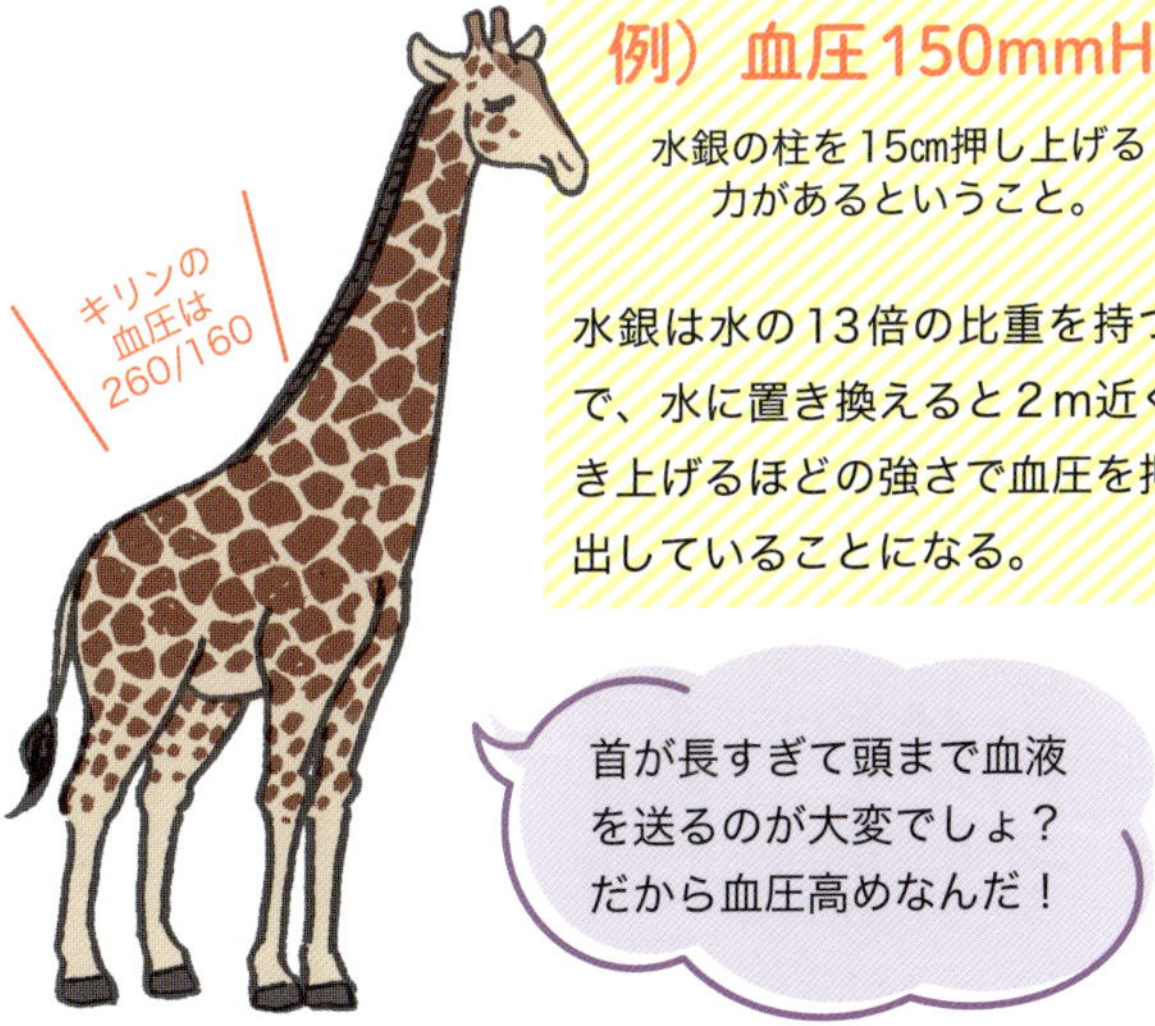
キリンの
血圧は
260/160
首が長すぎて頭まで血液
を送るのが大変でしょ？
だから血圧高めなんだ！

POINT

**年齢や体型により筋力や肺活量が違うように
血圧にも当然、個体差がある！**

誤解を解く！4

「降圧剤を一生飲む」は常識ではない

日本のすべての薬剤の中で最も消費されているのが高血圧の薬（血圧降下剤、血管拡張剤）です。このことからも日本では本来、必要のない人まで降圧剤を飲まされている可能性がうかがえます。もちろん、すべての薬を否定するつもりはありません。薬学研究者として、薬の効果やメリットについては人一倍熟知していますし、痛みや苦しみを和らげる薬は素晴らしいものだと実感しています。

しかし「降圧剤はずっと飲み続けないと効果が薄れる」という考え方には賛成できません。**薬はあくまでも症状を和らげるための対症療法であり、根本的な治癒にはつながらないからです**。「降圧剤は一生飲むもの」という考えが一般的になっているのも、「治らない」という前提があるからですよね。本気で高血圧を治そうと思ったら、薬ではなく降圧運動。医師に言われたからといって薬を飲むのではなく、運動を取り入れた生活習慣の改善を図ることで、自力で血圧は下げられます。

飲めばOK？飲めば治る？
そもそも薬は体にどう働く？

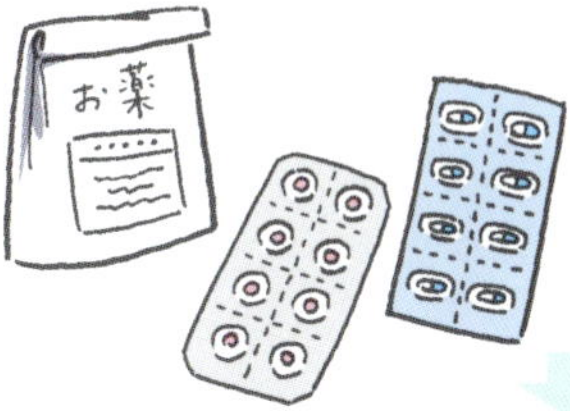

薬の本来の役割
・症状を緩和する
・原因となる菌などを抑える
・抵抗力を高める

つまり、薬で根本治療はできない
一生飲む＝一生治らない！ということ

でも、高血圧の原因はわかっていますよね？

・カチカチの筋肉
・カチカチの血管
・心肺機能の衰えた肺
・無自覚な水分不足

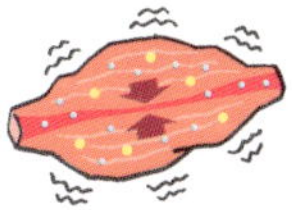

だから

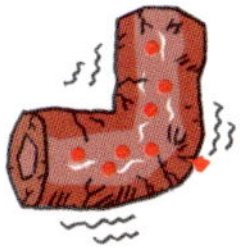

降圧ストレッチ＆降圧ジャンプで治そう！

POINT

日本では薬が必要ない人まで飲んでいる。
飲む前に、降圧運動で体質改善を

9割の人は「怖くない」高血圧

体は全身を管理していて、常に最適な状態を保つために、血圧を調節しています。たとえば、階段を駆け上がると、息が上がって血圧も上昇します。しかし、少し時間が経てば通常の状態に血圧も戻ってきます。このように、血圧は常に体の要求に従って血圧を上げたり、下げたりしています。年齢とともに血圧が120mmHgから130、140へと徐々に上がっていくということは、**それだけ体の変化に対応して、ベストな状態を保っているということ**。それなのに、特に原因が見つからない高血圧（本態性高血圧）患者が9割を占める中、原因も調べずに強制的に薬で下げるというのは、かなり短絡的なやり方ではないでしょうか。本態性高血圧の人の場合、ただ「数値」を下げるために薬を飲んでいることになります。調べていくと、降圧剤で正常な数値にすることが、病気の予防になったり、長生きすることにつながるというデータや研究論文は、今のところありません。

9割の人がこっち！

本当は怖くない高血圧の特徴

特徴 1

加齢にともない、血圧が少しずつ上昇してきた

筋肉や心肺機能が低下するように、血圧が上昇するのも加齢による当たり前の現象。

特徴 2

数値が「年齢＋90」以内に収まっている

年齢とともに血圧が上がっていくことを自然現象と考えれば、年齢とともに基準値も上がっていいはず。

特徴 3

運動をする習慣がない

運動不足によって筋肉や血管が硬くなり、血流が悪化しているので、血流改善のために血圧を上げている。

特徴 4

血圧の数値以外は、今のところ気になる症状がない

息苦しい、めまいやふらつき、手足のしびれなどの症状がなければ、特に心配する必要はない。

POINT

高血圧患者の9割を占める本態性高血圧の人はただ数値を下げるためだけに薬を飲んでいて根本解決になっていない

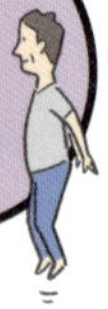

「怖い高血圧」は日頃の症状でわかる

「年齢＋90なら大丈夫だといっても、実は怖い高血圧だったらどうしよう」。そう不安になるのは当たり前です。そこで、怖い高血圧の特徴をお話しします。年齢とともにジワジワと上がっていったのではなく、**急激に上がる血圧の場合、隠れている病気を教えてくれるサインである可能性が高い**のです。たとえば脳梗塞を発症したとき、血圧は急激に上がります。上昇した血圧の数値だけにとらわれず、他にろれつがしっかりしているか、手のしびれがないかなど、確認してみてください。症状があれば、すぐに医療機関を受診しましょう。この初期症状が起こった人の50％は、48時間以内に脳梗塞を発症しています。症状がなくても、念のためにCT検査やMRI検査を受けることをお勧めします。血圧が上昇しているのは、それなりの理由があるわけですが、危険な病気の可能性がないか、可能性があるなら、どんな病気が隠れているかをしっかり調べるべきです。

体からのサインは
隠れた病気を知らせる警告

サイレントキラーなんて存在しない

働き盛りの男性によく見られる突然死。「昨日まであんなに元気だったのに」と周囲の人が嘆くことがありますが、実は本人には何らかの自覚症状があったはず。「頭痛薬が効かない」「胸が苦しい」など、体はサインを出していたのに、「忙しいから」と無理をしていただけ。「サイレントキラー」などというものは存在せず、実際には体が危険な状態にあれば、脳は必ず信号を出してくれます。

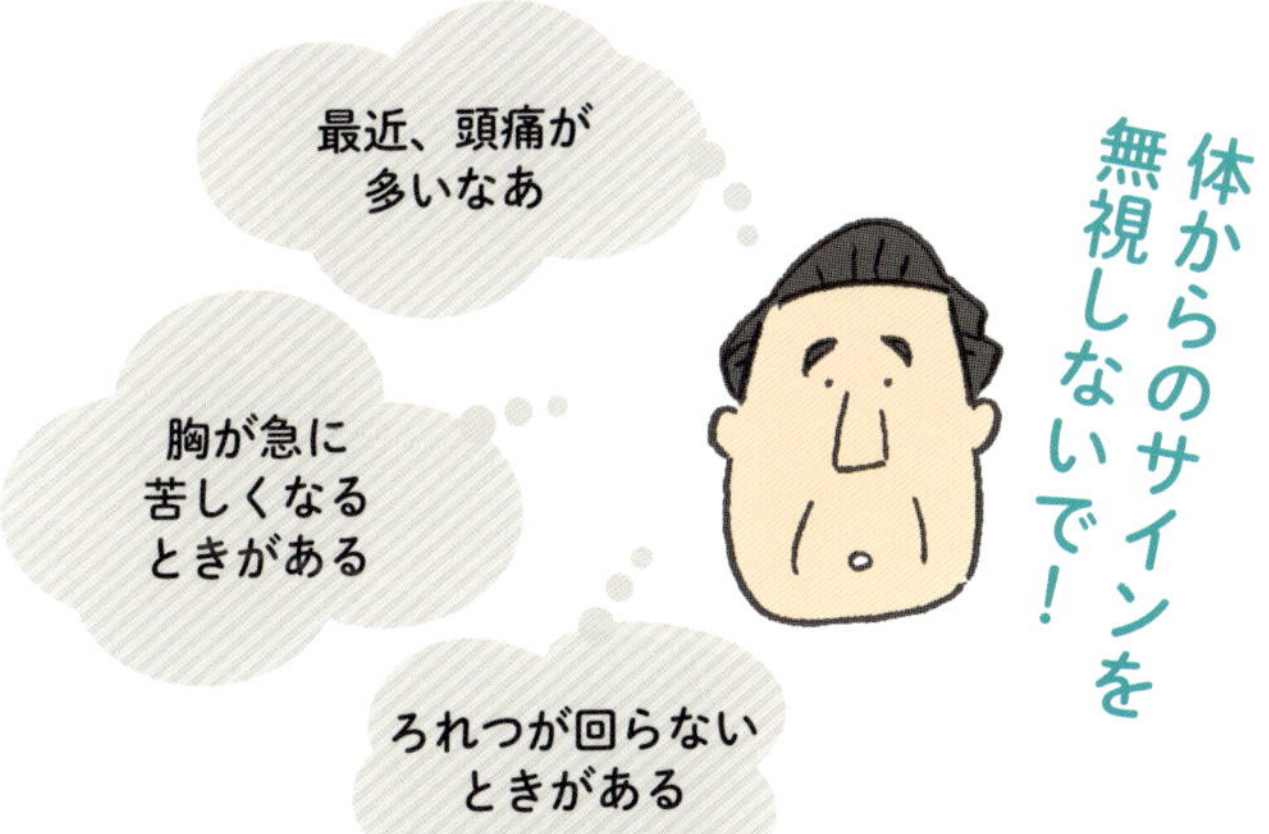
最近、頭痛が
多いなあ
胸が急に
苦しくなる
ときがある
ろれつが回らない
ときがある
体からのサインを
無視しないで！

POINT

ガマン強い男性は特に注意！
体が発する危険信号を見逃さないで

あなたはどっち？怖い高血圧かチェックしよう

高血圧には「怖い高血圧」と「怖くない高血圧」の2種類があることは前述しました。怖くない高血圧は中年以降、加齢とともに緩やかに血圧が上昇していくのに対し、怖い高血圧は何かしらの特徴があります。もしあなたが「怖い高血圧」だったとしたら、薬で無理やり血圧を下げてしまうことで、体からの重要なサインを見逃す可能性があります。

次ページのチェックリストを使って、あなたの高血圧がどちらのタイプか見極めましょう。特に血圧の上の値が「年齢＋90」以上かつ、リストに当てはまる症状がある場合は要注意。血圧を上昇させることで、体が「重大な病気が潜んでいるよ！」と教えてくれている可能性があります。「最近、疲れているから」などと症状を無視せず、すぐに医療機関を受診してください。

怖い高血圧にみられる特徴をCheck!

1. 血圧が急に上昇した
2. ろれつが回らない
3. 口の動きがぎこちない
4. 言葉が出にくい
5. 顔の片側がマヒする、ゆがむ
6. 目の片方が、膜がかかったように見えづらい
7. 視野が狭くなる
8. ものが二重、三重に見える
9. 文字が思うように書けない
10. 手足のしびれを感じる
11. 息苦しさやのぼせを感じる
12. むくみやすい
13. 尿の色が濁り、泡立つ（タンパク尿）
14. 褐色のような濃い色の尿が出る（血尿）
15. 以前に比べ、トイレに行く回数が増えた
16. 周囲の人から最近、「顔色が悪い」「疲れやすくなった」などと指摘される

チェックリストで当てはまった症状に潜むものは？

血圧が急に上がった

130mmHgから160、170などに急上昇した場合、脳や心臓、血管内に血栓やコブができ、血流を邪魔している可能性が。心臓あるいは脳の診察を。

ろれつが回らない

脳の血管内で血栓にふさがれることで起こる脳梗塞の疑いがある。❸～⓫の症状も脳梗塞の初期症状。一時的に血栓がとれて血流も血圧も正常に戻るため、放置してしまいがち。大抵の場合20～30分、24時間以内に症状が消えることが多いが、初期症状が起こった人の50％は48時間以内、15～20％の人は3カ月以内に脳梗塞を発症する。

しびれる

心臓の弁が正しく機能しなくなる「心臓弁膜症」や心臓の拍動が不規則になる「不整脈」、大動脈内にできた血栓がはがれて流れ出し、手足の末梢動脈をふさぐ「塞栓症《そくせんしょう》」の恐れがある。

息苦しさ、のぼせがある

動悸や息苦しさは「不整脈」「狭心症」「心筋梗塞」などの心臓の病気の可能性がある。いつもと違う、何かおかしいと思ったら受診を。

むくみがある

「まぶたが腫れぼったい」「靴下のゴムのあとがなかなか消えない」「以前は普通に履けた靴に足が入らなくなった」といった場合、腎臓の機能低下による「慢性糸球体腎炎」「腎不全」の可能性が。⑬～⑮のような症状にも注意が必要。

周囲の人から指摘される

数値に表れない異変をつかむ重要な手掛かりになるのが、家族や友人からの指摘。身近な人からのメッセージを真摯に受け止められるかどうかが、運命の分かれ道になることもある。

POINT

薬で血圧を下げてしまう前に、
自分の高血圧タイプを見極めよう

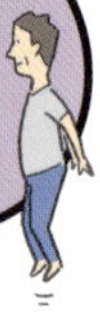

１４０以上は高血圧という基準の不確かさ

日本高血圧学会が発行する「高血圧治療ガイドライン２０１９」では、１４０／90以上は高血圧とし、新たな降圧目標として１３０／80未満が設定されました。今後、ますます高血圧予備軍が増えていくでしょう。でも**この数値、歴史をさかのぼると年々下げられてきたことがわかります**。60年代後半に医学部で使われていた『内科診断学』では、平均血圧の算出法を「最高血圧＝年齢＋90」と制定。世界保健機構（ＷＨＯ）も78年の段階では１６０／95以上を高血圧と定めています。ところが99年、ＷＨＯと国際高血圧学会（ＩＳＨ）は、数値を１４０／90に引き下げました。日本高血圧学会もこれに続き、１４０／90以上を高血圧と制定、降圧の目標数値も１３０／85に引き下げたのです。これにより、年齢や体型にかかわらず、基準値を超えたら一律で高血圧とみなされるようになり、一気に高血圧患者は急増。高血圧患者は現在進行形で増え続けています。

日本高血圧学会が制定
血圧には細かな分類がある

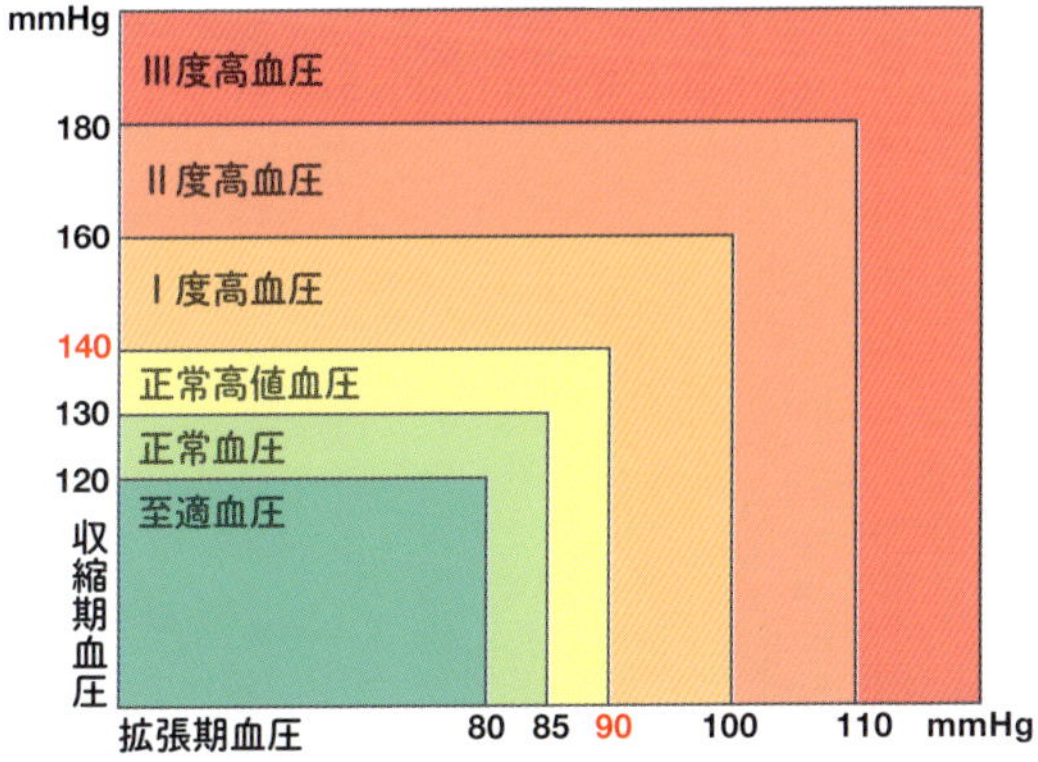

［日本高血圧学会「高血圧治療ガイドライン2014年」より作成］

高血圧の基準の変遷

機関名と年代		高血圧の定義
日本の医学部	1960年代	最高血圧=年齢数+90以上
世界保健機関（WHO）	1978年	160／95以上
WHO 国際高血圧学会（ISH）	1999年	140／90以上
日本高血圧学会	2000年	140／90以上 ※後期高齢者は150／90

厚生労働省 患者調査の概況 高血圧患者数

平成23年 906万7000人 ▶ 平成29年 993万7000人

／ 毎年14万人ずつ増えている！ ＼

POINT

高血圧患者の急増は基準値の低下にあり

2章

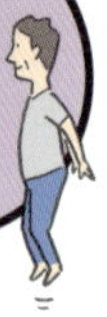

血圧は「年齢＋90」以内なら問題ない

高血圧の基準である血圧140mmHgを超えた人の体では、実際に不調が起きているのでしょうか？　高血圧と診断された人のほとんどは自覚症状がないはずです。それはある意味、当然のこと。前述したように現代の高血圧の設定値が低すぎるからです。

　近年では血圧を下げることが「必ずしも健康をもたらすわけではない」という科学的根拠が出てきていることもあり、2014年に高血圧学会は若年・中年層の降圧目標を130／85未満から140／90に、後期高齢者に関しては150／90に引き上げました。しかし、目標数値が引き上げられた後も、多くの医師は依然としてすべての人に140以上は高血圧という基準値を当てはめ、降圧剤を処方しています。私は、この140／90（150／90）でもまだ低いと思います。**基本的にはもともと日本の医師がベースにしていた「年齢＋90」の範囲内であれば、問題ない**と考えられます。

「年齢＋90」以上だと

あらゆる病気を招きやすい

「年齢＋ 90」以上はメタボ度も高い

もし血圧が「年齢＋90」以上となれば、肺の機能が衰え、筋肉や血管が硬くなり始めたサイン。血管内をきれいな血液がめぐる力も衰えているため、高血圧だけでなく、糖尿病や高脂血症、メタボリックシンドロームなどの可能性も高まります。

血圧が高い

↓

血管内の酸素濃度が低く
血流も悪い状態

↓

糖尿病、高脂血症、
メタボリックシンドローム
などを発症しやすい状態

5秒でできる！

筋肉＆肺の
健康度チェック

自分の筋肉や肺がどれくらい衰えているのかチェックしたければ、「その場で5秒ダッシュ」をしてみよう。ダッシュしているかのように、その場で腿上げをします。止まってからも心臓がバクバクして呼吸が収まらないようなら、かなり体が老化していることを自覚しましょう。

POINT

数値に一喜一憂しなくて大丈夫。
「140／90」にとらわれないで！

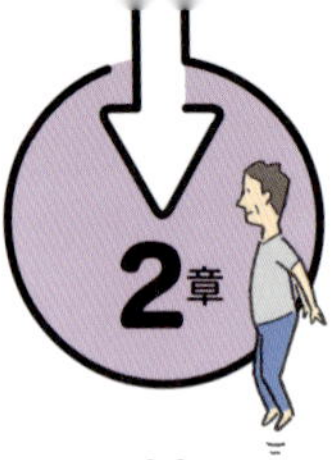

薬による20以上の降圧はかえって危険

現代では、低すぎる設定数値によって高血圧患者が「増やされている」状況です。「血圧は160／100mmHgまで治療の必要はない」と主張しているのは、東海大学医学部基礎医学系の大櫛陽一教授。大櫛教授の研究によると、年齢別に死亡率を見たときに、最高血圧が160を超えると死亡率はグンと上昇し、180以上になると一気に跳ね上がりますが、最高血圧が160未満までは男女ともに、全年代で総死亡率は一定という結果が出ているのです。さらに大櫛教授は、薬による過度な降圧は危険であると主張。「薬物による降圧は20程度に抑える必要がある」と語っています。こうしたことからも、**「高血圧は重大な病気につながる」といわれるときの「高血圧」に該当するのは、「年齢＋90」以上で、かつ160以上の場合**。それ以下なら「薬を飲まないと死亡リスクが高まる」などと心配する必要はありません。むしろ、薬による副作用を心配すべきなのです。

160/100mmHgまでは薬の必要ナシ？
死亡リスクが高まるのはどこから？

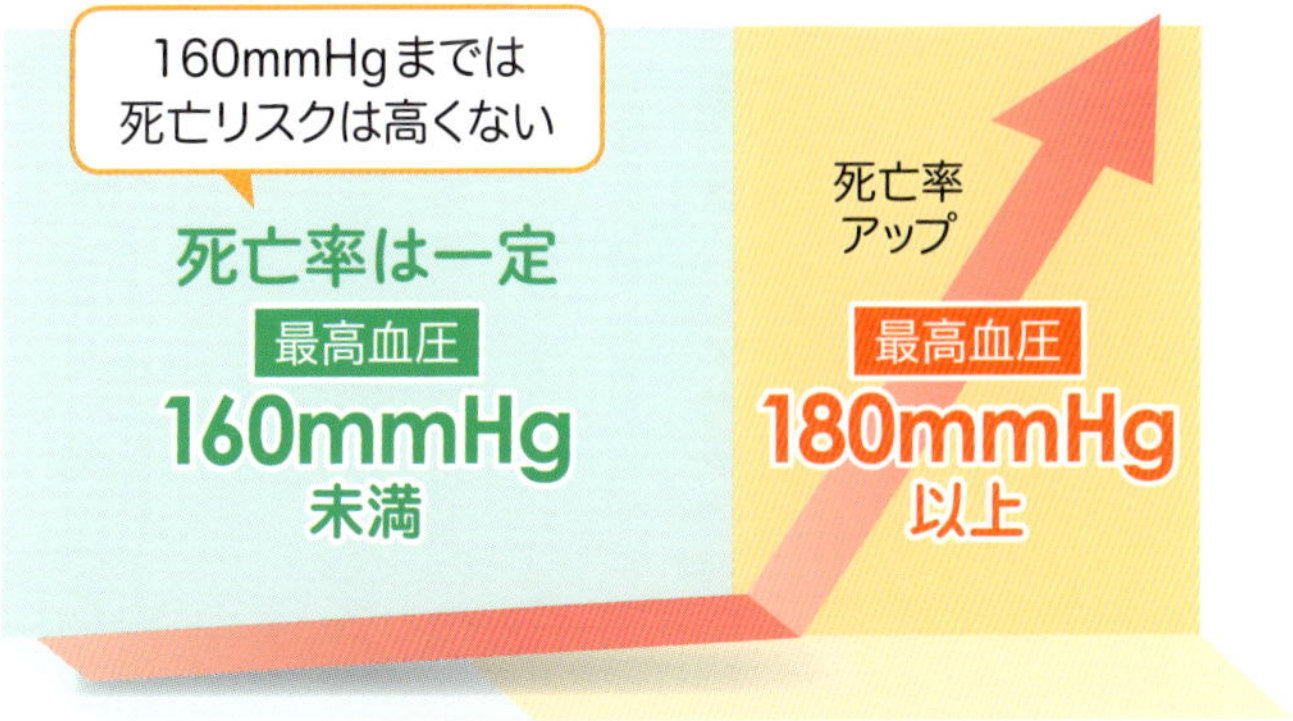
160mmHgまでは
死亡リスクは高くない
死亡率は一定
最高血圧
160mmHg
未満
死亡率
アップ
最高血圧
180mmHg
以上

上の血圧が年齢＋90以上で、
かつ160mmHg以上なら
病気が潜むリスクあり。医療機関を受診しよう！

70歳以下で160を超える人は要注意。でも、だからといって薬で20以上、下げるのは危険！

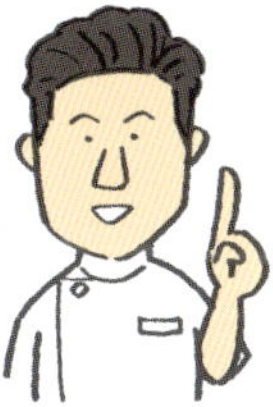

POINT

160mmHgまでは、死亡リスクは一定。
薬で20以上下げるリスクのほうが大きい

あなたが降圧剤を飲み続ける理由とは？

みなさんが降圧剤を飲み続けるのは、「薬を飲まずに放っておくと、死に至るかもしれない」という恐怖心があるからでしょう。

２００２年、医学雑誌『ランセット』が血圧と心臓や脳の関係についての大規模な調査結果を発表しました。それによると、血圧が高くなるにつれ、冠動脈疾患や脳卒中による死亡リスクが高くなることがわかりました。また日本での調査でも血圧の低い人ほど健康度が高く、長生きしているというデータが発表されたのです。

しかし注意しなければならないのは、この調査結果が「血圧が高い人」は「病気が起こりやすい」という関係性を示したものであるという点です。つまり、**降圧剤で血圧を下げたからといって「もともと血圧が低い人」と同じように脳卒中になりにくいというわけではないということ**。降圧剤で血圧を下げたからといって長生きできるわけではないのです。

降圧剤を飲んでいれば
「安心」…ではない！

血圧が高いと
病気になるって
いうし……

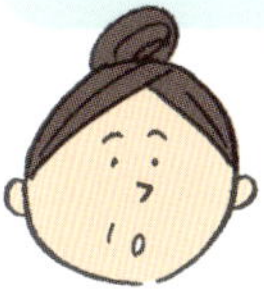

＋

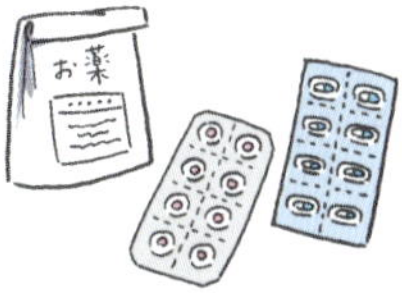

降圧剤を
毎日飲むように

＝

血圧がちゃんと
下がっている！

薬で「数値」だけ下がっている状態！

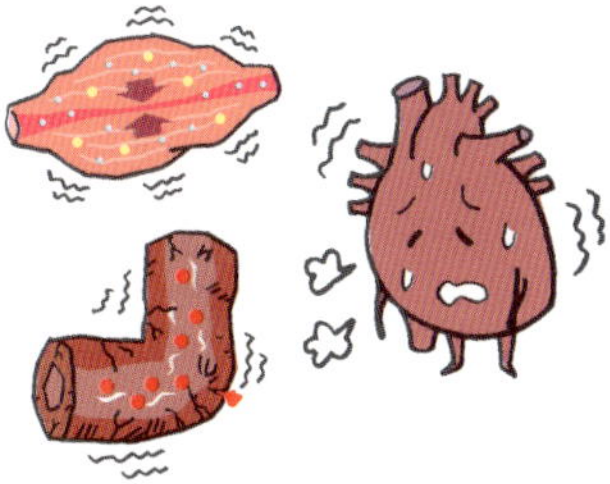

根本原因は
解決されていない！
体は変わっていない！

「降圧剤で血圧を下げれば病気にならない」ということではありません！

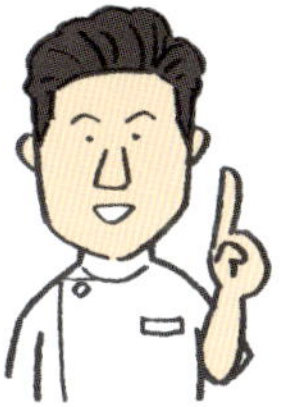

POINT

薬で血圧を下げても、体質はそのまま。
病気になりやすいことに変わりはない

コラム

名医かどうかを見分ける便利な一言

「いいお医者さん」の定義とは何でしょうか。話をしっかり聞いてくれること？　それもありますが、一番は「ムダな薬を出さない」ことが信頼できる条件です。**医師の仕事のゴールは「患者さんが病院に来なくてもいいようにすること」**ですから。あなたの通院先の医師が信頼できるかどうか判断したければ、次の質問をしてみてください。「どうすれば薬をやめられますか？」。それに対し「140mmHgまで下がったら」など、具体的に答えてくれるなら大丈夫。反対に「油断せずに飲み続けて」という場合は考えもの。患者の体の負担を考えていない医師である可能性がありますから、病院を替えることも検討を。降圧運動を続けて効果が出てきたら、勇気を出して「少し減らしたいです」と切り出し、最終的に「140を切って安定したら、薬をやめたい」と言ってみましょう。

3章

降圧剤は一生飲み続けなくていい

日本で最も消費されている薬=降圧剤。
その背景とリスクを紹介します。

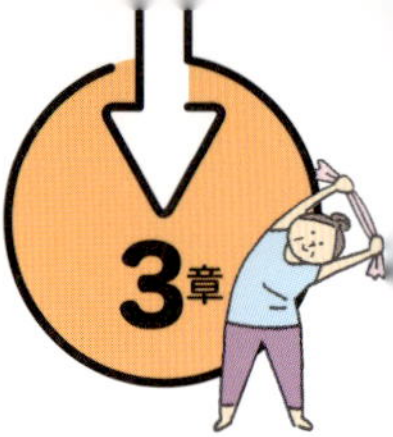

どの薬よりも人気が高い降圧剤

すべての薬の中で、最も多く処方されている降圧剤。厚生労働省の調査でも、「コレステロールを下げる薬」や、「インスリン注射又は血糖を下げる薬」よりも圧倒的に多いことがわかります（左ページ参照）。

しかし、日本の死亡原因のトップはがんや悪性腫瘍といった「悪性新生物」で、全体の27・9％を占めます。死亡原因の第2位である「心疾患」は15・3％、第3位は「脳血管疾患」の8・2％、第4位は「老衰」で7・6％を占めています（平成29年人口動態統計月報年計より）。高血圧と関係が深いといわれている心疾患と脳血管疾患は、2つ合わせても23・5％。この数字は1位の悪性新生物よりも低い割合です。にもかかわらず、薬剤費で最も使われているのは高血圧の治療薬で、がんの薬ではないのです。高血圧と診断された人のうち、**降圧剤を服用している人の割合は、この30年間で男女ともに約20％も増えています。**

あらゆる薬の中でも
降圧剤は圧倒的に大人気！

20歳以上の男女の薬の服用状況

総数／3602人

薬の種類	人数	%
血圧を下げる薬	1,025	28.5
コレステロールを下げる薬	572	15.9
インスリン注射又は血糖を下げる薬	271	7.5
中性脂肪（トリグリセライド）を下げる薬	173	4.8
脈の乱れを治す薬	125	3.5
貧血治療のための薬（鉄剤）	27	0.7

（厚生労働省「国民健康・栄養調査報告（平成29年）」第22表／薬の服用状況より作成）

多くの人が降圧剤を飲んでいるというのに、服用者は年々アップしています。増え続けるのはどうしてでしょう？

POINT

高血圧は死亡原因トップのがんより、投薬治療をしている人が多いという不思議

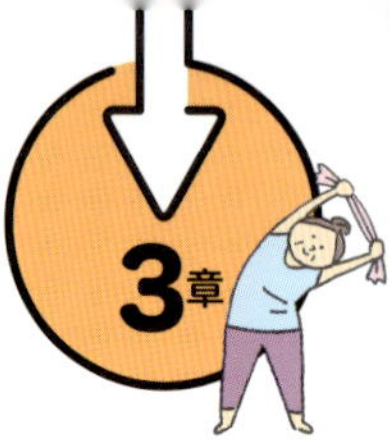

一生飲み続ける薬を事務的に処方する医師

医師が「高血圧」と診断する際、判断基準にしているのが「治療ガイドライン」です。このガイドラインをもとに１４０mmHgを超えたら「高血圧」と診断し、**血圧が上がった原因を特に調べることなく降圧剤を処方されてしまいます。**医師は当然、患者のためによかれと思って降圧剤を処方しています。

薬について、医師は製薬会社が開く勉強会で学びます。製薬会社は薬のメリットについてはしっかりと説明しますが、薬の副作用についてはデメリットになるのであまり時間をかけずに終わります。医師が薬の効果を知っていても副作用に詳しくないのはこのためです。

製薬会社からのかたよった薬の情報をインプットした医師は「高血圧症状にはこの薬」と事務的に処方しているのが現状です。もちろん、医師に悪気はないのですが、薬の種類や容量もガイドラインに沿って判断された結果、あなたの体に起こる副作用を心配してくれる人は誰もいないのです。

薬を何種類飲んでいますか？

薬の効果には「主」と「副」がある

薬の飲み合わせについて、厚生労働省のガイドラインでは「６種類以上飲むと副作用が出やすくなる」と注意を促していますが、薬学の専門家として言わせてもらえば４種類以上でも危険です。薬には「主」の効果と「副」の効果がありますが、４種類以上飲んでしまうとどの薬の副作用が出ているかわからなくなってしまうからです。

降圧剤だけで２～３種類も飲んでいる人は、飲みすぎの可能性も。降圧運動で薬を減らしていきましょう。

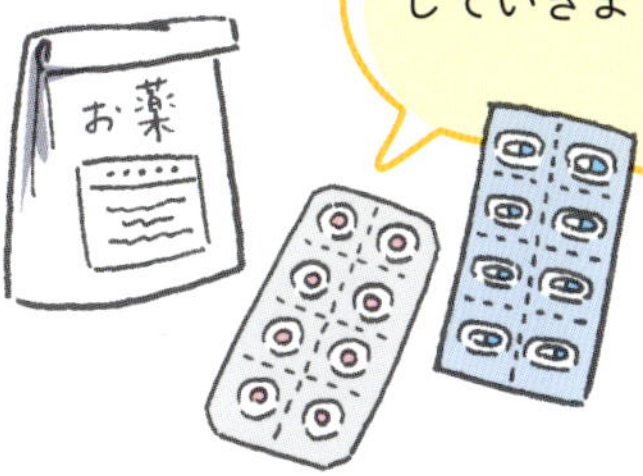

POINT

名医と呼ばれるベテラン医師でも、薬の種類が多くなると、どの薬の副作用なのかわからない

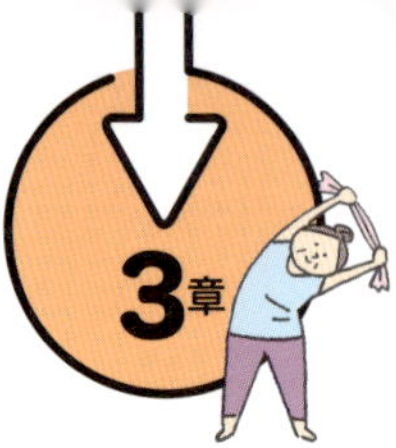

「国民病」誕生の背景に、製薬会社の影

高血圧が国民病になった背景には、製薬業界の思惑が関わっているといわれています。

かつては「年齢＋90」以下であれば問題なかった血圧が、日本高血圧学会が改定した「高血圧治療ガイドライン」により、２０００年には「上１４０、下90」を投薬治療の目安にするようになりました（65ページ）。基準値が下がれば「高血圧」と診断される人の数も増えます。そして血圧を目標数値まで下げるため、投薬治療が始まるわけですが、人間には耐性があります。眠気覚ましに飲んでいたコーヒーのカフェインも毎日飲んでいると効きづらくなるように、降圧剤も飲み続けることで耐性という「慣れ」ができ、やがて強い薬やたくさんの量を飲まないと効かなくなります。

また、新薬は旧薬よりもずっと高価なため、製薬会社から買った病院は積極的に使用を薦めるということも覚えておきましょう。**製薬会社にとって、高血圧と診断された人は「生涯、薬を購入してくれるお得意様」**なのです。

投薬治療による負の連鎖

降圧剤を飲むことで副作用が生まれ、その不調を治すために新たな薬が次々と処方されていきます。降圧剤をきっかけに、服用しなければならない薬が増えていくケースは、決して珍しいことではありません。

ケース❶

降圧剤を飲む

↓

胃酸過多になり、
胃液分泌を抑える
薬を処方される

↓

食欲がわかなくなり、
便秘に

↓

**便秘薬を
処方される**

ケース❷

降圧剤を飲む

↓

血流が悪くなり、
動くのが億劫なため
運動不足に……

↓

運動量が減り、
不眠症に

↓

**睡眠剤を
処方される**

POINT

**降圧剤を購入し続けることで、
製薬会社の「お得意様」になっている**

3章

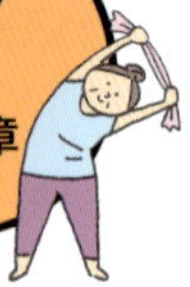

薬を飲み続けても高血圧体質は治らない

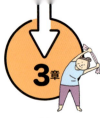

一般的に病気には、発症しても経過が短い「急性疾患」と、じわじわと発症して治療も経過も長引く「慢性疾患」の2種類があります。急性疾患であれば薬で治せますが、慢性疾患を治せる薬は今のところありません。高血圧をはじめ、糖尿病や高脂血症などは慢性疾患。生活習慣を変えない限り、薬を飲んで、ただ数値を下げているだけでは残念ながら治ってはいないのです。

それなのに一度処方されると、誰もが「一生のお付き合い」と思って飲み続けてしまうのが降圧剤。もちろん、脳や心臓の疾患につながるような「怖い高血圧」の場合には降圧剤は有効な治療法となります。しかし、そうではなく、加齢と運動不足が原因である高血圧であれば、基準値をオーバーしたからといってすぐに薬を飲む必要はありません。**むしろ、長期的に薬を飲み続けると副作用の危険性も。**降圧剤を飲み続けることは、そうしたリスクを背負っていることになるのです。

大切なのは……

薬に頼りっきりにならないこと

病気の特徴は大きく２つに分かれる

急性疾患	慢性疾患
急性心不全 急性腎不全 急性心筋梗塞など	高血圧 糖尿病 高脂血症など
↓	↓
投薬治療で治せる	**投薬治療だけでは治せない**

慢性疾患、いわゆる「生活習慣病」を治すには、生活習慣の改善が不可欠。薬では根治しません。

POINT

高血圧は薬では治せない「慢性疾患」。生活習慣を改善しない限り、治らない

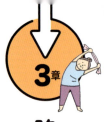

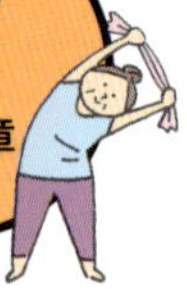

降圧剤を毎日飲む人のリスク

降圧剤の薬を飲み続けることのリスクとして、私は**脳梗塞の危険が高まる**と考えています。不整脈の人は脳梗塞になりやすい傾向がありますが、これは心臓内で血液を送る弁が痙攣《けいれん》することで血液が滞留し、塊（血栓）ができるから。この塊が脳の血管を詰まらせることで脳梗塞が起きます。通常であれば心臓は血栓をつくらせないようポンプ作用を発揮し、流れを改善しようとします。

ところが降圧剤の中には心臓の働きを弱めることで血圧を下げる薬があります。この薬を飲んでいた場合、血液が滞留しても一時的に心臓を強く動かせないため、血栓ができてしまうと私は考えています。また、本来なら血栓を察知した体は、心臓の圧を高めて血流をよくして血栓が詰まる前に懸命に流そうとします。しかし薬によって血管を拡張させていると、血流は弱くなってしまいます。その結果、降圧剤のせいで脳梗塞になっているのだとしたら、本末転倒ですよね。

リスクも意識しよう

降圧剤が他の病気を生んでいる

降圧剤で血栓が流せなくなる恐れ

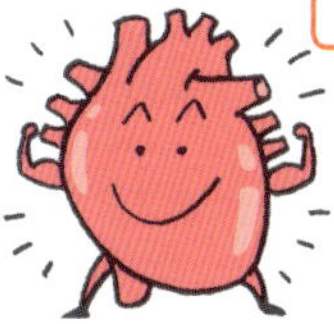

ポンプ力をアップさせて血栓をつくらせない！

通常の心臓

薬によって血流が悪くなり、血栓をつくるリスクに！

降圧剤が効いた心臓

高齢者の目の病気にも影響？

特に重力に逆らって血液を届けなければならない脳や目には、ダメージも甚大。高齢者に多い白内障や緑内障も、実は降圧剤が原因なのではないかと考えています。

高齢者が病気になっても「年だから」の一言ですまされ、誰も薬の副作用を疑ったりはしません。

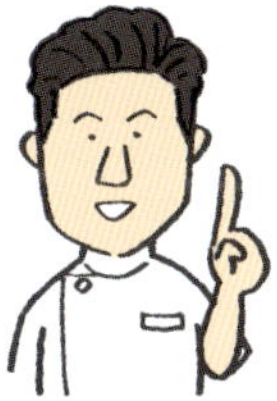

POINT

降圧剤によって血圧を下げた結果、脳梗塞を引き起こす危険性も

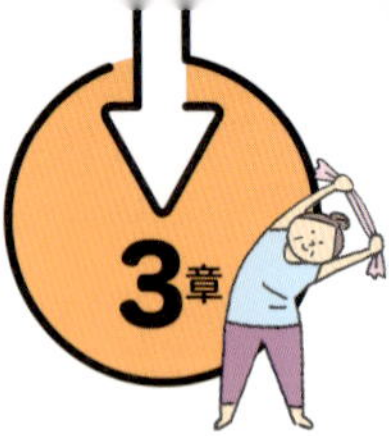

認知症と降圧剤の恐ろしい関係

降圧剤を飲むと「頭がボーッとする」「気力がわかなくなる」という患者さんがいますが、これは正しい感覚です。薬によって強制的に血圧を下げることにより、血液が脳までさかのぼっていく力が低下し、結果的に脳に十分な酸素や栄養が届かなくなってしまうのです。同様に「ふらふらする」「めまいがする」「ぼんやりする」といった症状が現われたときは、脳に届けるはずの酸素量が不足している証拠です。

降圧剤を飲み続け、こうした状態が慢性的に続くと、**認知症の発症につながる可能性**もあると私は危惧しています。

人間の体には本来、自ら直そうとするメカニズムが働いています。降圧剤を飲み続けることは、そうした自然治癒力を低下させるほか、体の機能を損なう恐れもあるのです。こうしたリスクがあっても、まだあなたは薬を飲み続けようと思いますか？

降圧剤を飲んだとき……

こんな自覚症状ないですか？

脳に酸素が届いていないサイン

- □ふらふらする
- □めまいがする
- □頭がボーッとする
- □気力がわかない

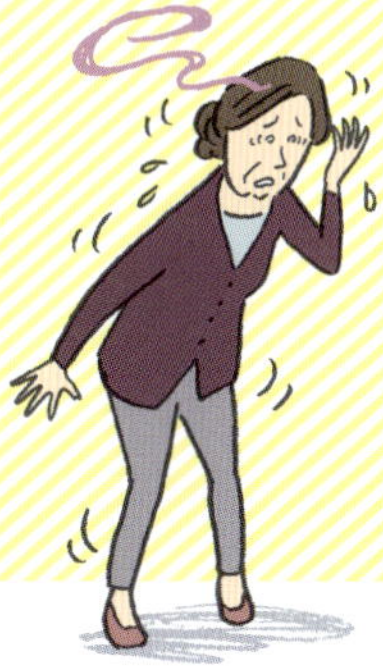

強制的に血圧を下げる薬が、
血液が脳をさかのぼる力を低下させため。
このような状態が何年も続くと、

「認知症発症」の可能性も！

「血圧を下げる薬」＝「血流を悪くする薬」であることを忘れずに。

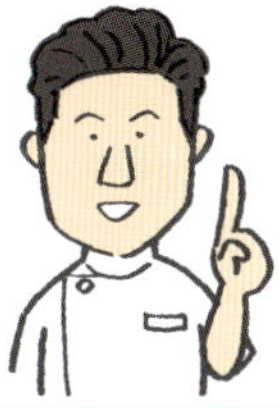

POINT

「薬で頭がボーッとする」は
酸素や栄養が脳に届いていないサイン

あなたの降圧剤の副作用は?

主に処方される降圧剤

カルシウム拮抗薬

血管の収縮を抑え、血管を広げて血圧を下げるため、「比較的やさしい薬」。もともとは狭心症や不整脈の薬として開発されたもの。

【副作用】顔面紅潮、頭痛、足のむくみ、便秘、歯茎がはれるなど

【よく処方される薬品名】アムロジン、アダラート、コニールなど

ARB

「非常に強い薬」。特に高齢者には要注意。血圧を上げる「アンジオテンシンII」の働きを抑えて血管収縮、体液の貯留、交感神経活性を抑え、血圧を下げる薬。

【副作用】脳への血流が悪くなるため、認知機能に悪影響を与えることが懸念される。

【よく処方される薬品名】アジルバ、イルベタン、オルメテック、ブロプレス、ミカルディス、ディオバンなど

高血圧患者に処方される降圧剤の、
主な働きと副作用について紹介します。

ACE阻害薬

ARBが発売される前は、メインの降圧剤。血中および組織中にある血圧を上げる「アンジオテンシンII」を生成させないことで降圧効果を発揮。

【副作用】カリウムを溜め込みすぎると、嘔吐やしびれ感を生じる。空咳が出やすくなる。
【よく処方される薬品名】レニベース、コバシルなど

利尿薬

心不全の悪化予防や改善の目的で出される。心臓の負担を軽くするために利尿薬で尿量を増やし、体の中の余分な水分や塩分を減らし、血圧を下げる。

【副作用】ミネラル（ナトリウム、カリウムなど）のバランスが崩れる。尿酸値や中性脂肪の値も高くなる。
【よく処方される薬品名】ラシックス、ダイアートなど

その他の降圧剤

β遮断薬(αβ遮断薬も含む)

心臓の心拍数を減らし収縮力を弱めて心肺出量を低下させる。また、交感神経を抑制することにより血圧を下げる薬。

【副作用】気管支ぜんそく患者には使用しない。めまいやふらつき、強い疲労感、むくみなど。
【よく処方される薬品名】アーチスト、セロケンなど

α遮断薬

利尿薬と比べて心不全の発症が増えたため、現在は第一選択の薬から外されている薬。

【副作用】めまい、頭痛、眠気、ふらつき、頻尿
【よく処方される薬品名】エブランチル、ミニプレスなど

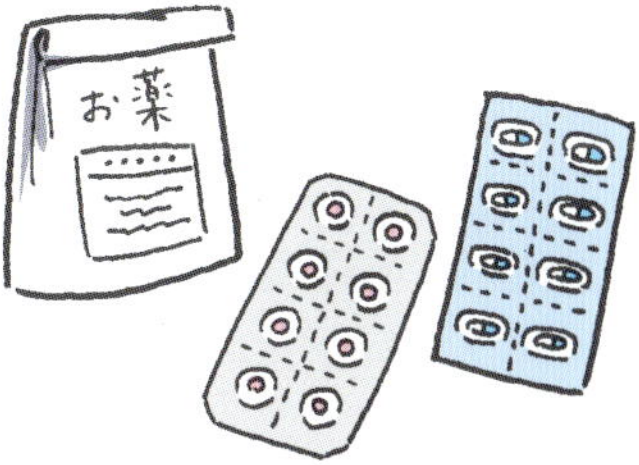

直接的レニン阻害薬<DRI>

血圧の上昇にかかわるレニン酵素の活性を阻害して血圧を下げる薬。長時間にわたり降圧効果を発揮する。

【副作用】糖尿病や腎機能障害を有する患者に、ARBとカルシウム拮抗薬を合わせたもの、またはARBと利尿薬を一緒にした組み合わせと、併用してはいけない。
【よく処方される薬品名】アリスキレン

POINT

処方された薬を飲む前に
効果とリスクを把握しておこう

コラム

薬のことは薬のプロに。薬剤師を頼ろう

薬の効果・効能については詳しく知っていても、副作用をはじめとするデメリットについてはあまり知らない医師。餅は餅屋、薬のことは薬のプロである薬剤師に聞くのが一番です。みなさんにとって薬剤師は「薬を渡してくれる人」というイメージではないでしょうか。これは薬剤師としては、非常に残念なことです。薬剤師は、薬の成分が生体内に入ったときにどのような反応が起こるのか、臓器のどこで吸収されるのか、毒性や致死量についても徹底的に学んだ薬のスペシャリスト。薬の効果や副作用など、疑問があればどんどん聞いていいのです。薬の卒業スケジュールについて、かかりつけ薬局で相談してみるのもよいでしょう。

4章

高血圧は薬に頼らず下げられます

血圧が上がる仕組みがわかれば、
もちろん下げることも可能です。

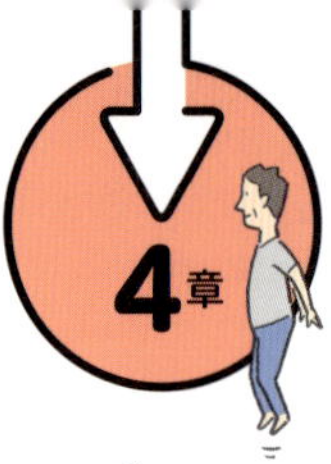

知っておきたい血圧の働き

そもそも「血圧」とは何でしょうか。基準値を超えたから「高血圧」と診断されることは理解できても、血圧そのものについて正しく理解できているでしょうか。

私たちの心臓は、生まれてから死ぬまで休むことなく働き続けます。心臓の仕事は力強いポンプ作用によって、体のすみずみまで血液を送り届けること。その際、**血管内に生じる圧力が「血圧」です**。血液が重力に逆らって、脳や全身の臓器、指先に至るまできちんと行き渡るのは血圧のお陰です。

血液を送り出すとき、心臓は収縮と拡張を繰り返しますが、それぞれ血管にかかる圧力は異なります。血圧を測ると2つの数字が表示されるのはそのためです。数字の高い方＝心臓が収縮して血液を送り出す際に動脈に加わる圧力を「収縮期圧力（最大圧力）」と言い、数字の低い方＝心臓が拡張して血液を溜め込む際に動脈に加わる圧力を「拡張期圧力（最低血圧）」と言います。

正しく理解できていますか？

血圧ってどういうもの？

「上の血圧」と「下の血圧」の違い

ポンプのように収縮と拡張を繰り返している心臓。その動きによって、それぞれ異なる圧力が血管に加わっています。

血液を全身にくまなく送り届けます！

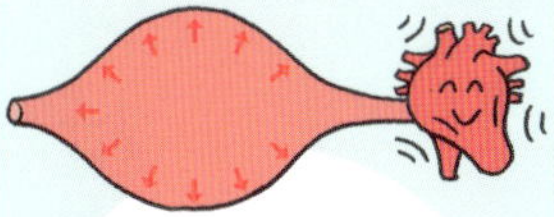

数字の高い方

＝

収縮期圧力（最大圧力）

心臓が収縮して血液を送り出すとき、動脈に加わる圧力

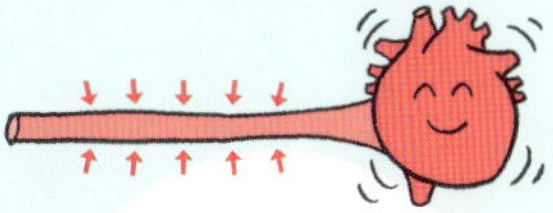

数字の低い方

＝

拡張期圧力（最低血圧）

心臓が拡張して血液を溜め込むとき、動脈に加わる圧力

POINT

血圧は心臓が動くことで生じる血管内の「圧」。血圧のお陰で筋肉や脳に酸素が届けられる

「横になりたい」は血圧からのメッセージ？

血圧は一定ではなく、常に激しく変動しています。時間帯や日によって測定値が変わることは、みなさんも実感があるはず。1日の中で見てみると、活動がスタートする朝は高くなりやすく、体が水平になる睡眠中は最も低くなります。また激しい運動をすれば、筋肉や脳にたくさん酸素を届けようと心臓がポンプ機能を高めるため、血圧が上がります。持久力が求められるマラソンなどで、試合後、選手が地面に倒れ込む姿が見られますよね。

あれは体を水平にすることで、無意識に酸素供給の効率をよくしようとしているから。私たちも疲れたときには「少し横になりたい」と思いますが、血圧の観点から見ると非常に理にかなった動きなのです。

　また緊張や不安などのストレスを感じただけでも血圧は上がります。これは危機的状況に備えてすぐに対応できるよう、心臓が「全身に酸素と栄養分を補給しておこう」とせっせとポンプを動かしているからなんです。

血圧は常に
体や心の状態で変動する

血圧が上がるのはこんなとき

- **激しい運動をしているとき**
  →全身に酸素を届けようと頑張るため
- **起床したとき**
  →重力に逆らって脳や全身に血液を送るため
- **過度のストレスや不安を感じたとき**
  →危機的状況に備えるため
- **ビルの高層階に上がったとき**
  →気圧の影響を受けて一時的に血圧が上がるため
- **たくさん汗をかいたとき**
  →体内の水分が不足すると血液が流れにくくなり、心臓が頑張って血液を送り出そうとするため

心臓が臨機応変に血圧を調整してくれるお陰で、どんなときでも全身に十分な酸素や栄養が行き届くのです。

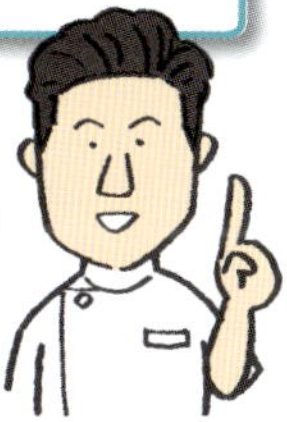

POINT

1日の中で体や心の状態により、血圧が上下するのは体の自然な反応

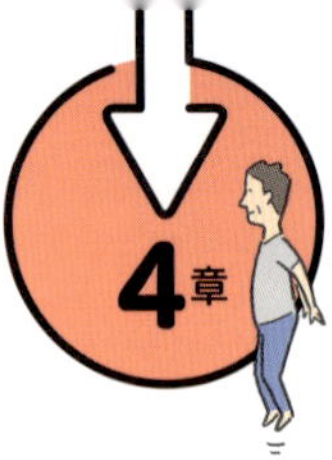

まずは動こう！高血圧体質を根本から改善

高血圧になりやすい体質の根底には、筋肉の衰えがあることをお伝えしました。ではなぜ、年を取ると筋肉は衰えるのか。

加齢による自然現象に加え、**運動不足で筋肉を構成する筋繊維の数が減り、細くなる「筋萎縮」が起こる**からです。筋萎縮によって筋肉が体の重さを支えきれなくなり、腰や膝に負担がかかって、痛みが出るようになります。動くと痛い。だから動かない。この負の悪循環こそ、高齢者の言う「動くのが億劫」の正体であり、高血圧を加速させる原因です。しかも現代ではネット通販などの普及により、一歩も外に出なくても何不自由なく暮らせます。運動は疎か、買い物にすら出かけず、体を動かしたり重いものを運んだりする機会がなくなれば、筋萎縮は一層ひどくなります。ですから「痛いから」と諦めるのではなく、まずは降圧ストレッチで体を動かすことから始めましょう。年齢は関係ありません。脳も体も使ってあげれば新しく再生されます。

体が衰えていく
「負のループ」に注意！

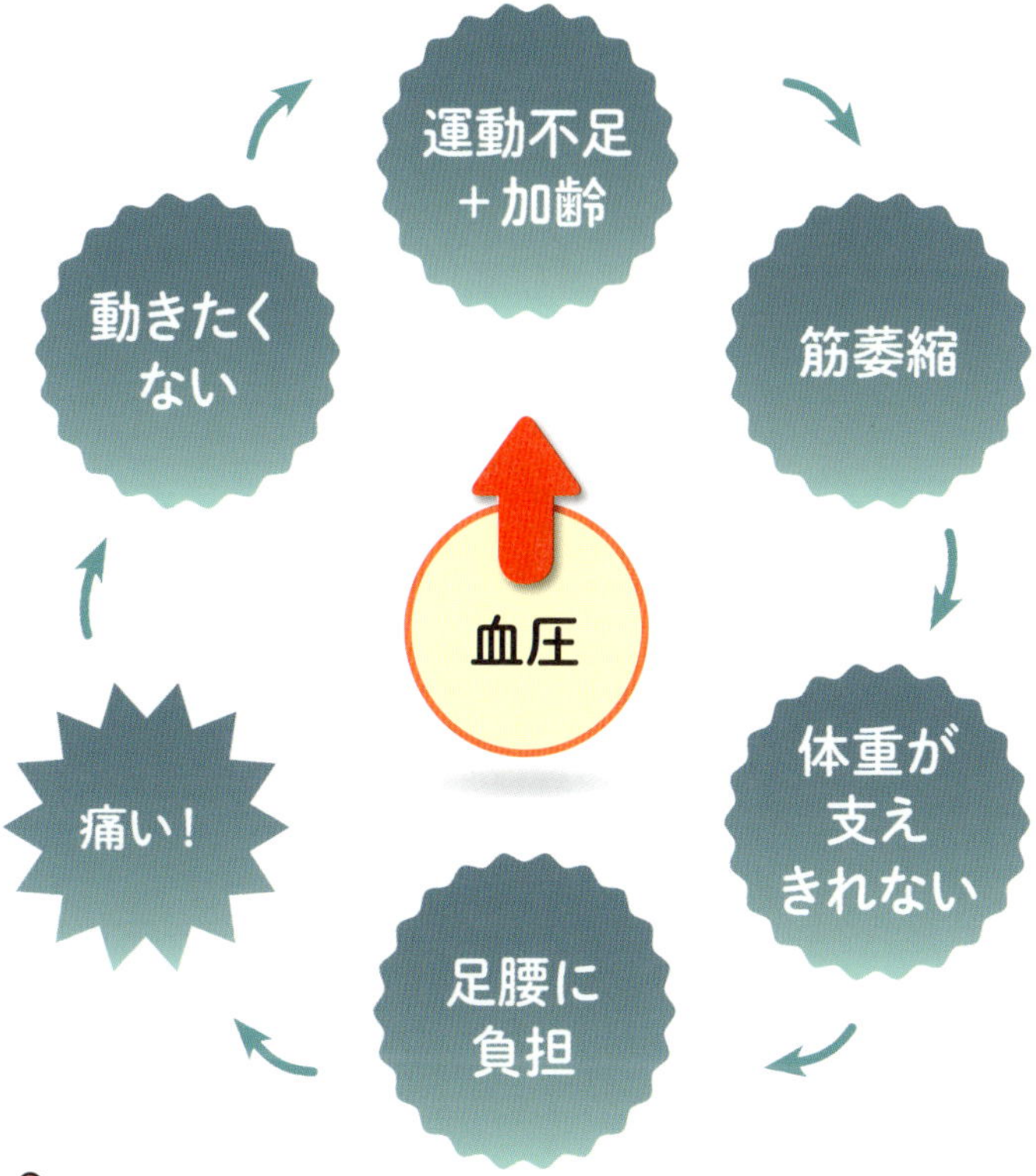

POINT

「痛いから動かない」ではなく
これ以上悪くならないために
「痛いからこそ動く」ことを意識

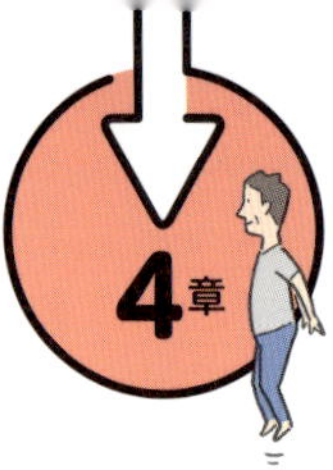

「降圧ストレッチ」が高血圧に効く仕組み

「運動すればいいなら、ウォーキングや水泳でもいいのでは？」と思われるかもしれません。しかし、高血圧の根本原因は筋肉が硬くなり、周囲を走る血管を圧迫して血行が悪化するため。また、血管そのものも筋肉でできているので、運動不足になることで血管まで硬くなります。しなやかさを失った動脈は血液をうまく送り出せず、結果的に圧を高め、心臓に大きな負担をかけます。

降圧運動の目的はガチガチになった筋肉と血管を柔らかくすること。つまり筋肉を伸び縮みさせる動き＝降圧ストレッチが、最も降圧に効く動きだと言えます。

筋肉を伸び縮みさせる動きを繰り返すことで、血管内壁からNOが放出され、血管がしなやかな状態を取り戻します。柔らかい筋肉であれば、血行が改善されて血液の運搬力がアップ。無理をして血液を送り出す必要はなくなるため、血圧はその人にとって最適な状態を保てるようになります。

降圧ストレッチで！
筋肉&血管の柔軟性が蘇る

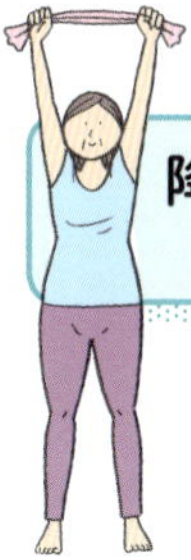

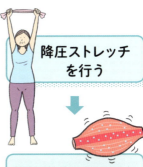

加齢・運動不足	降圧ストレッチを行う
筋肉がレンガのように硬くなり、血管を圧迫。血管の筋肉も同様に硬くなりカチカチに。	筋肉が伸縮することで血管が広がり、血行がよくなる。またNOが放出されて血管がしなやかに。
心臓が頑張ってポンプ力をアップ	心臓のポンプ力がダウン
血圧が上がる	**血圧が下がる**

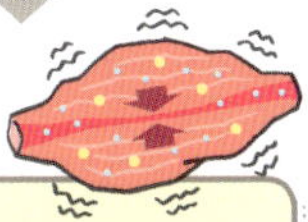

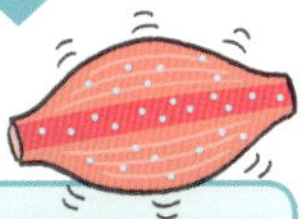

POINT

筋肉を伸縮させることで
柔らかさとしなやかさを取り戻す

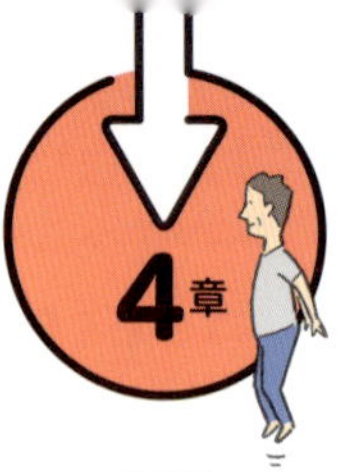

「降圧ジャンプ」が高血圧に効く仕組み

血圧を下げるもうひとつのカギを握るのが、補助ポンプとして心臓の働きをサポートする肺です。加齢によって肺活量が減ると、酸素を全身にスムーズに送り届けられなくなります。そこで心臓が酸素量を安定させようとポンプ力を高めることで血圧が上昇します。また、姿勢も肺活量に影響します。姿勢がいいと肺が膨らみ、酸素が入りやすくなりますが、筋力の衰えなどから猫背になると、肺を囲んでいる胸郭を動かす呼吸筋が動かなくなり、余計に酸素を取り込めなくなるのです。

降圧ジャンプでは、こうした硬く動きの少ない形状を記憶してしまった呼吸筋にアプローチします。胸を広げながらジャンプをすることで、呼吸筋を伸ばしつつ、心肺機能を上げる運動によって肺機能を活性化。肺活量が上がれば酸素を送り届ける力が高まり、心臓も過剰に働かなくてすみます。血圧が自然に下がるだけでなく、同時に足腰も鍛えられるという、一石二鳥の降圧運動です。

降圧ジャンプで！

心肺機能と足腰を向上

加齢で
呼吸筋が萎縮し、
肺が衰える

↓

肺活量が減り、酸素が取り込みづらくなる。酸素量不足を感知した脳がポンプ力アップを指令。

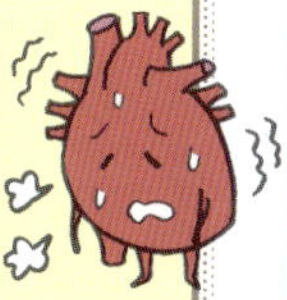

↓

心臓が頑張って
ポンプ力をアップ

↑

血圧が上がる

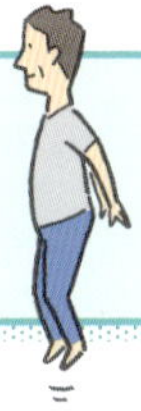

降圧
ジャンプ
を行う

↓

呼吸筋が鍛えられ、肺が拡張しやすくなって心肺機能が若返る。取り込める酸素量が増える。

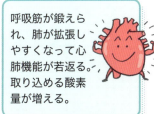

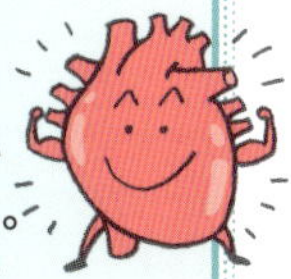

↓

心臓の
ポンプ力がダウン

↓

血圧が下がる

POINT

息が上がるのは心肺機能が衰えている証拠。
ちょっとの「無理」が降圧につながる

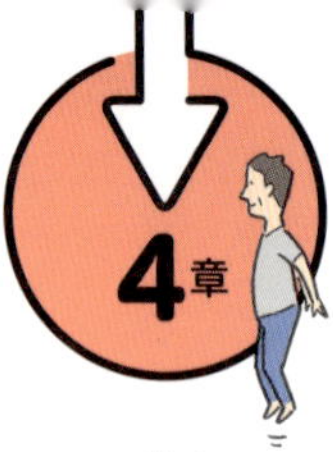

ツボ押しで血圧が下がる理由

体のどこかが「痛い」と感じるのは、何らかの異常を体が脳に伝達しようとしているからです。たとえば胃が痛いときには、胃が「胃粘膜の異変」に気づいていない脳に情報を伝達しています。この情報を伝達するための、神経が重なり合っている場所がツボです。ツボ押しは、神経が集中することで起こる交通渋滞を解消し、体の異変を脳に伝える行為。脳を直接刺激し、自律神経を調整する働きがあります。ツボを押すと「ツーン」とした感覚があるのは、神経に触れている証拠です。

血圧が高い場合も、**降圧ツボを押すことで脳の視床下部がすぐさま情報を受信。血圧をあるべき状態へと調整してくれます。**自律神経の司令塔として働く視床下部は、血圧だけでなく、体温の調整や食欲のコントロールなども行いながら、体の不調を改善しています。降圧剤と違って副作用の心配もありませんから、不調を感じたら積極的にツボ押しを実践してみてください。

ツボ押しで！
血圧の異常を脳に報告

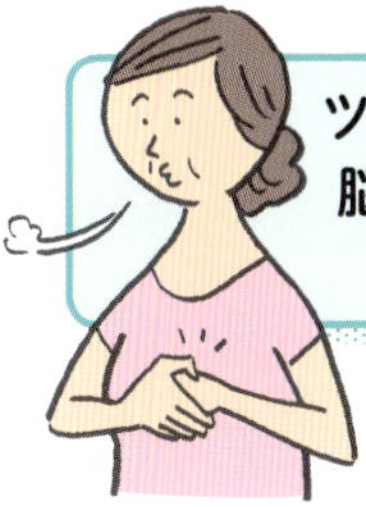

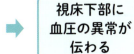

ツボを押して脳に情報を伝達

→

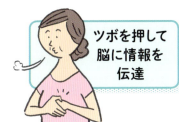

視床下部に血圧の異常が伝わる

→

視床下部から指令が出て、
自律神経が血圧をコントロール

ツボ押しは超効果的な治療方法！

東洋医学では体の好不調は「気の流れ」によって生じると考えられています。「気」とは体をめぐるエネルギーのようなもの。気の通り道にあり、気の流れを調整しているのがツボというわけです。これを西洋医学的に解釈すると、神経を介して自律神経に直接働きかけられるということ。とても画期的なメソッドなのです。

POINT

ツボ押しは体の不調を脳に知らせ、
正常に戻すための「スイッチ」

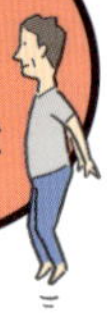

要注意！ 水分不足でも高血圧に

運動不足によって、気づかないうちに水分の摂取量が減ることも大きな問題です。普段から歩いたり、走ったりしていれば自然と水分を摂りたくなるものですが、毎日家の中で過ごしていると、喉が渇きにくく、水分をあまり摂らなくても平気で過ごせてしまいます。すると血管内の水分量が気づかないうちに減り、血液もドロドロに。結果、全身に血液を送るための強い圧力が必要となり、血圧の上昇につながってしまうのです。

「喉が渇いた」と感じたときには、すでに体から水分が失われ、血液粘度が増して血流が滞りつつある状態。ですから少量ずつでいいので、**喉の渇きを自覚する前にこまめに水分を摂取する**習慣をつくりましょう。

1日の摂取量の目安は1ℓです。特に睡眠中や入浴中は水分が失われがちなため、就寝前や朝起きてすぐ、入浴の前後などは、意識的に摂取するように心がけましょう。

こまめな水分摂取が
血液のめぐりをよくする鍵

降圧運動で下がらない人は水分不足を疑え

これまでに私が降圧運動の指導をしても、なかなか血圧が下がらないという方がいました。よくよく話を聞いてみると、1日に摂る水分が足りていないことがわかったのです。水分は血液量を増やし、血液ドロドロを防ぐ特効薬。積極的に摂るようにしましょう。

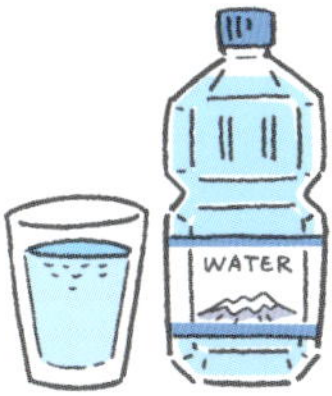

「ビールで水分摂取」はNG

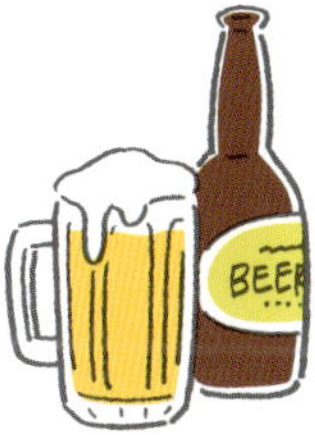

男性に多いのが「ビールを飲んでいるから大丈夫!」という考え方。残念ながらビールと水は体内で違う経路をたどります。水と比べてビールは胃に溜まりづらく、たくさん飲めますが、利尿作用があるため短時間で尿として排出されます。アルコールとは別に、しっかりと水分を摂るようにしましょう。

POINT

水分は1日1リットルが目安!
就寝前後や入浴前などに意識的に摂取しよう

4章

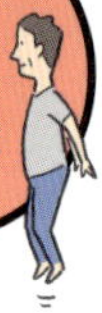

「高めの血圧」があなたの正常値かも

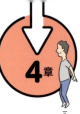

降圧剤を飲んでいる人の中には、「薬を飲むと一旦は血圧が下がるけど、またすぐに上がってしまう」という人がいます。これは薬が効いていないのではなく、むしろ体の機能が働いている証拠。**薬で強制的に下げられた血圧を体が一生懸命、もとに戻そうとしている**のです。驚く方もいるかもしれませんが、つまり薬を飲む前の血圧が、その人にとっての正常値というわけです。

人によってはいつも上が１５０mmHgでも調子がいい人もいますし、逆に上が90でも元気な人はいっぱいいます。いずれにせよ「年齢+90」以内に収まっていれば大丈夫。気にする必要はありません。

まずは「降圧ストレッチ&降圧ジャンプ」を続けて、数値の変化をチェックしてみてください。ある程度まで下がったところで数値が横ばいになるようなら、それがあなたの正常値という可能性が高いです。医師と相談しながら、少しずつ薬を減らしていきましょう。

基準値を目指すより

自分の正常値を見極める

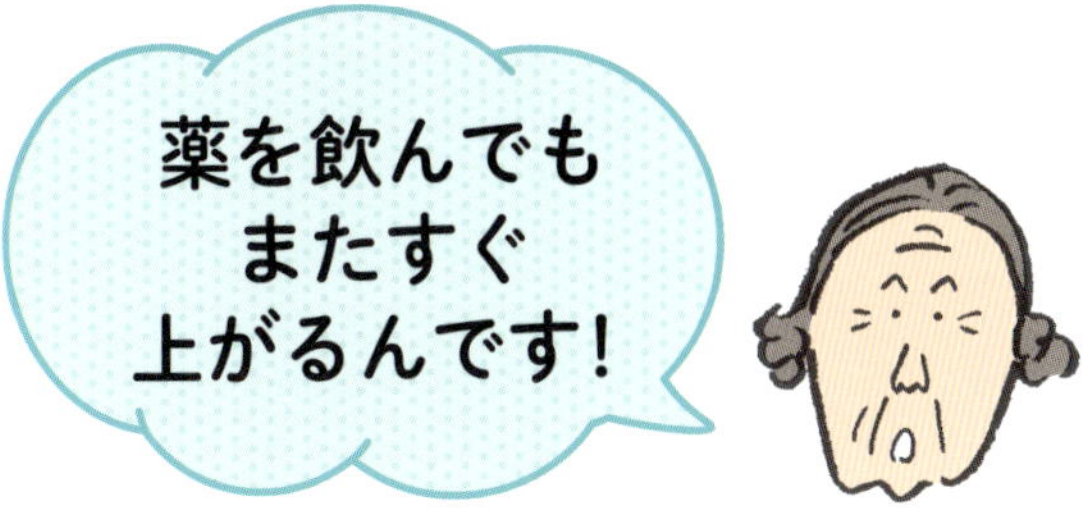

薬は強制的に血圧を下げるもの。
もとに戻そうと体が働くなら、
「その値があなたの正常値」かもしれません。

驚異的な持久力を支える「スポーツ心臓」

持久力を要するスポーツ選手は、心臓が１度に送り出す血液量が多く、１分間の安静時心拍数が一般人の65～75回より少ない40～50回程度。マラソンの高橋尚子選手は30～40回と言われています。これは一度に送り出す血液量が通常の倍以上の強心臓！　人それぞれ体の機能が違う＝血圧も人それぞれととらえましょう。

POINT

**降圧運動で血圧の変化を見ながら、
自分にとって最適な数値を見極めよう**

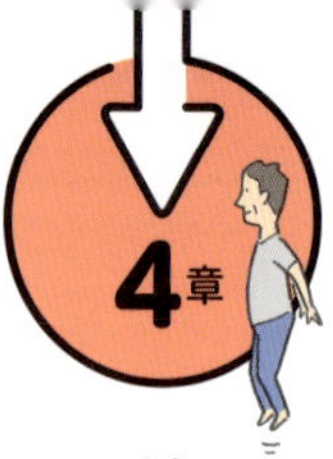

狭すぎ？広すぎ？最高血圧と最低血圧の差

たまに、最高血圧と最低血圧の開きを心配される人がいます。たとえば110／60と狭かったり、160／90と広かったりすれば、不安になる気持ちもわかります。しかし最高血圧と最低血圧の差も、人によって個人差があるもの。一般的に、**若いときはほとんどの人が上下の差が狭く、最高血圧が上がり始める60歳をすぎた頃から広がる傾向**にあります。目安として差が40～60の間に収まっていれば大丈夫。あまり神経質になる必要はありません。差が狭い場合も、最高血圧が正常範囲内なら気にすることはありません。

　また、あまりにも差が狭い、あるいは広い状態が続く場合は、血圧計の使い方が間違っている場合がほとんどです。説明書を見直すか、一度病院できちんと測ってもらいましょう。正しく測っているのに差が60以上ある場合は、心臓がうまく作動していない可能性があります。病院で心臓の検査を受けたほうがいいかもしれません。

どこまでならセーフ？

血圧の差の正常値って？

最高血圧と最低血圧の差のおおよその目安

40～60の間

例）最低血圧が90なら最高血圧が130～150

心配無用！血圧の差は年とともに変化するもの

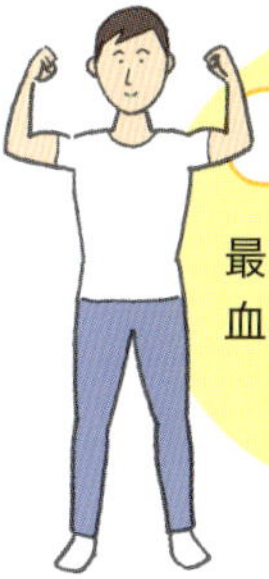

若い人

最高血圧が低く、血圧の差が狭い

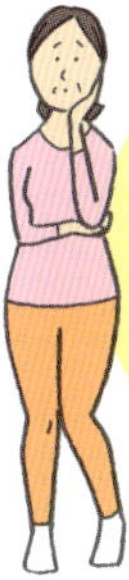

お年寄り

最高血圧が高く、血圧の差が広がる傾向に

どちらも自然現象なので、心配する必要はありません。

POINT

基本的には差を気にしなくてよいが、それが続く場合は測り方の見直しを

本当に怖いのは血圧を「下げた」状態

降圧運動を続けていて血圧が１４０mmHgより高い場合、それはあなたの正常値だということがわかりました。むしろ怖いのは薬によって血圧を下げている状態のほう。そもそも、血液が全身を流れている理由は、酸素や栄養を全身に行き渡らせるためです。それなのに、降圧剤によって血流を弱めるわけですから、血液の運搬量が減ります。すると全身に十分な栄養が行き届かなくなり、手先や足先といった末端部位はものすごく冷えるようになるでしょう。そして最も恐ろしいのは、脳への栄養も減ってしまうことです。降圧剤を飲むと頭がボーッとする場合は、薬によって脳への酸素量が不足しているためです。この状態が続けば、**認知症を発症する危険性も高く**なります。降圧剤を飲んでいる人に白内障や緑内障など目の病気が多いのも、目に栄養が行き届かなくなっているから。そんな薬が簡単に処方され、長期間服用されているなんて……考えるだけで恐ろしいです。

薬で無理に血圧を下げると
不調を引き起こすことも

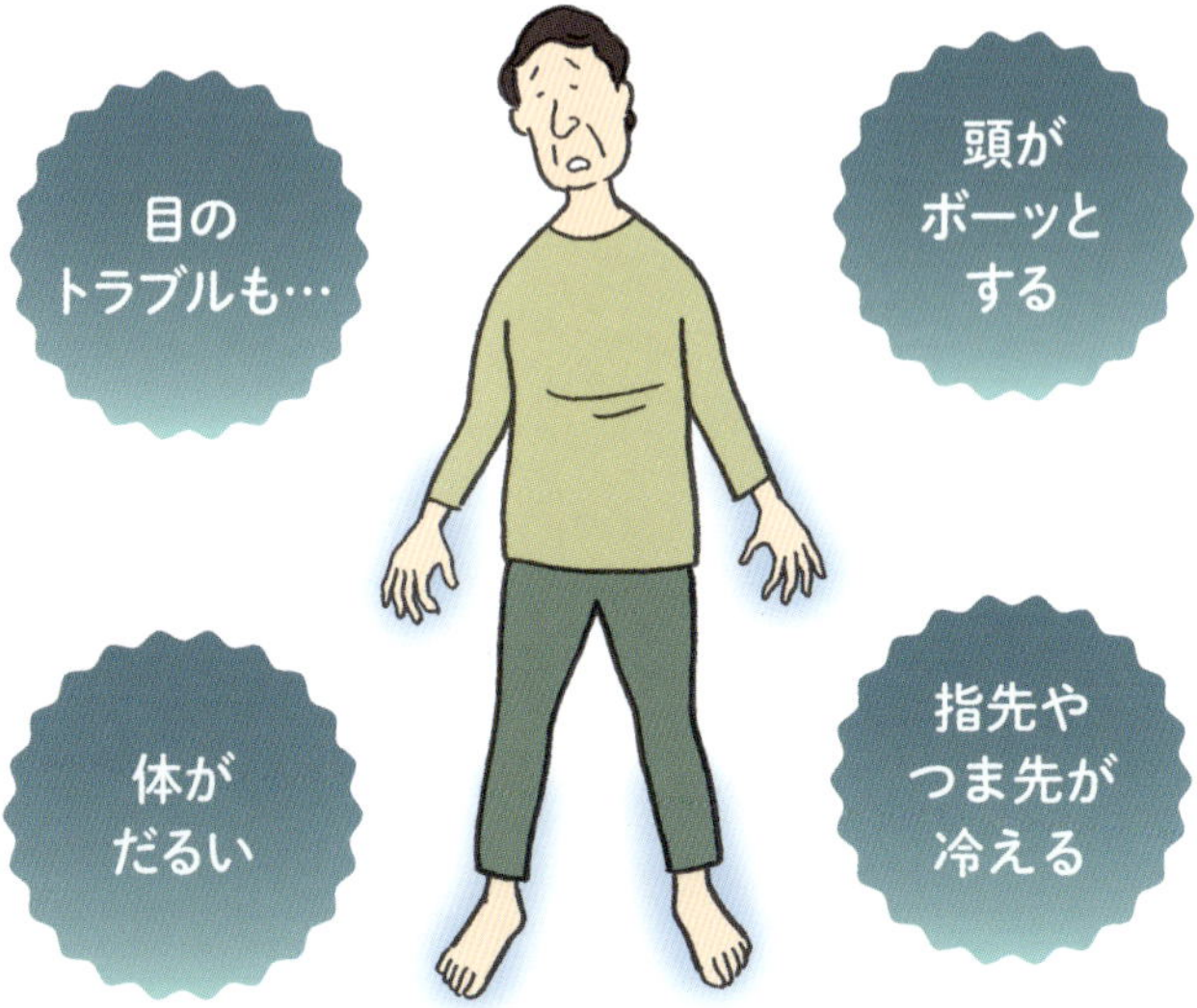
目の
トラブルも…
頭が
ボーッと
する
体が
だるい
指先や
つま先が
冷える

**酸素が全身に
行き渡らない**

めまい、ふらつき、
認知症などの恐れ

**栄養が
行き届かない**

緑内障、
白内障などの恐れ

POINT

**薬で血圧を下げると体内の酸素・栄養が不足。
認知症、白内障になる恐れも**

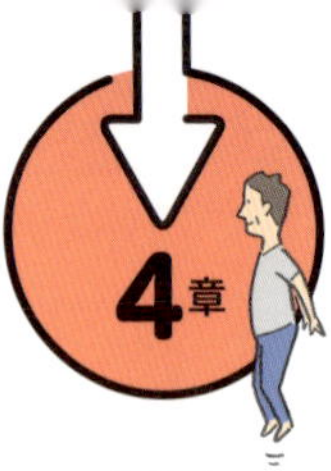

更年期の高血圧は気にしない

女性の場合、更年期になるとホルモンバランスの影響で血圧が高くなることがあります。女性ホルモンには生理を起こすエストロゲン（卵胞ホルモン）と、生理をとめて子どもをつくるためのプロゲステロン（黄体ホルモン）の2種類があります。エストロゲンには血管を柔らかくし、広げる作用があります。しかし更年期になると長年分泌されていたエストロゲンが減少。体の変化に慣れるまでは自律神経が乱れがちになり、さまざまな不調が起こります。代表的なのが、自律神経の乱れから起こるホットフラッシュ、いわゆる「のぼせ」です。**のぼせるということは一時的に血流が激しくなるということ**ですから当然、心臓も一生懸命働きます。更年期に血圧が高くなるのはこのためです。ホルモン分泌の低下に慣れることでホットフラッシュは収まり、血圧ももとに戻ります。本書でご紹介した3つの降圧ツボは、こうした更年期の症状にもよく効きますからぜひ活用してください。

意外と知らない?

更年期に増える女性の高血圧症

エストロゲン
減少

更年期

ホルモン
バランスが崩れる

自律神経が乱れると……

めまい　動悸　ほてり　イライラ

血圧もコントロールしにくくなる

閉経後に減少する「NO」を降圧運動で補う

エストロゲンには血管若返り物質「NO」の分泌を増やす役割も。しかし閉経後はエストロゲンの分泌が激減するとともに、NOの分泌も減少します。さらに筋肉量が落ちて脂肪が増えることで血行が悪くなり、血圧が慢性的に上がりがちに。閉経後も降圧ストレッチ&降圧ジャンプを行うことで筋肉とNOを補いましょう。

POINT

「のぼせ」をはじめとする更年期障害は
一時的なもの。ツボ押しと降圧運動で乗り切ろう

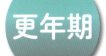

コラム

血圧計、ちゃんと使えていますか？

日によって数値がバラバラだったり、最高血圧と最低血圧の差が狭すぎたり広すぎたりという場合は、正しく測定できていない可能性があります。きちんと測定できているかチェックしてみましょう。また、降圧ストレッチを始める際にも、必ず血圧を測ることで、毎日の経過をちゃんと記録しておきましょう。

正しい測り方

① 毎日、朝晩測定する

測ることを習慣づけることで緊張しなくなり、自然な数値が出やすくなります。

② 必ず2回測定する

1回だけだと数値がかたよる可能性があるため、必ず2回測って平均値をとります。

2 利き手と逆の腕で測定する

利き手は血圧計を操作するため、反対側の手で測定しましょう。

3 心臓の高さで測る

腕に巻くカフは心臓の高さに合わせ、手のひらを上向きにした状態で肘をテーブルの上に置きます。

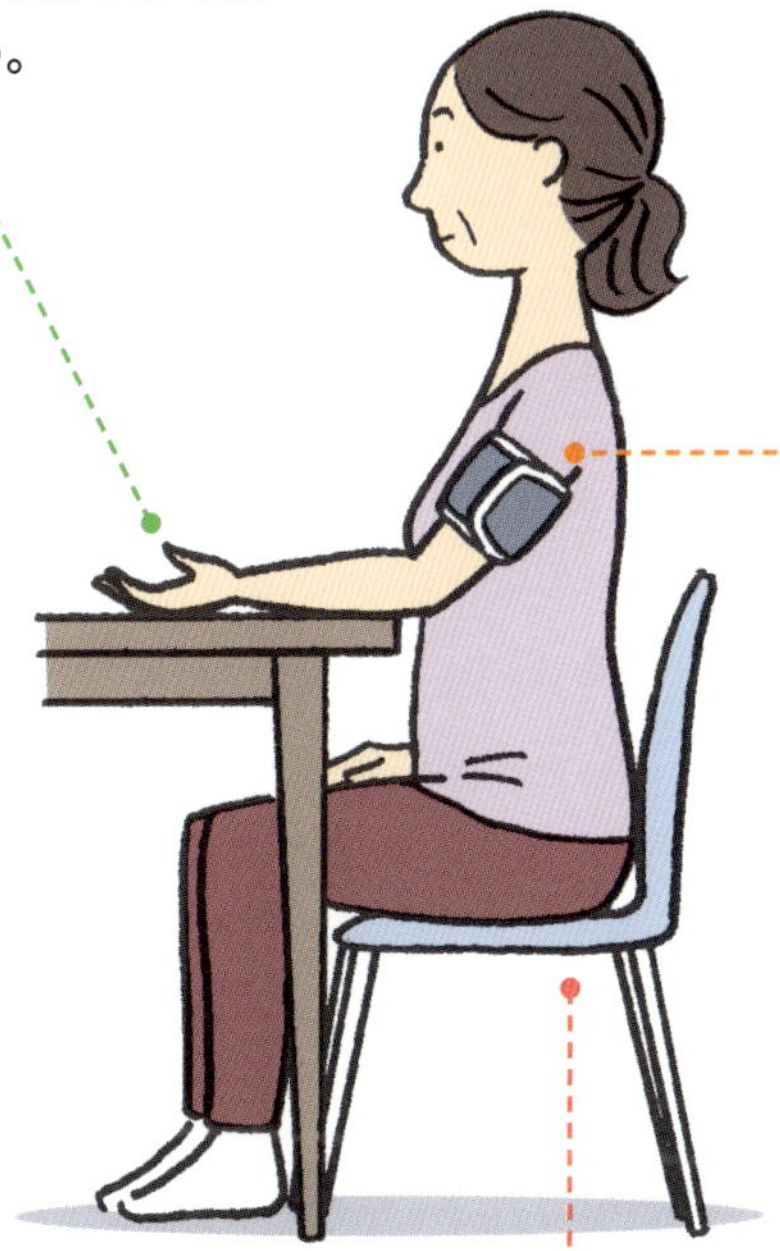

1 姿勢を正して深呼吸を

血圧は身体や精神状態の影響を受けます。まず背筋を伸ばして座り、足は組まずに床につけます。5～6回深呼吸をして状態を整えましょう。

あなたは大丈夫？

測り方NGあるある

- **厚手の服を着た上から測っている**
  カフが腕を締めつけられず、正しく測定できない

- **カフを心臓と同じ高さで巻いていない**
  心臓より高いとその分、血液を押し上げる圧が上がりやすく、反対に低いと下がりやすい

- **足を組んでいる、姿勢が悪い**
  足の裏が床についていない状態だと腹圧がかかり、血圧が上がりやすい

- **血圧計を利き手に巻いている**
  血圧計を操作するため、血圧が上がりやすい

- **飲酒後や入浴直後に測る**
  血管が拡張し、血圧が下がりやすい

- **トイレを我慢しているときや外出の直前に測る**
  慌てているときは血圧が上がりやすい

必ず正しい姿勢で、
リラックスした状態で測ろう

5章

減塩で血圧が下がるという幻想

減塩は高血圧対策に逆効果だった!?

正しく選べば塩は「敵」ではありません。

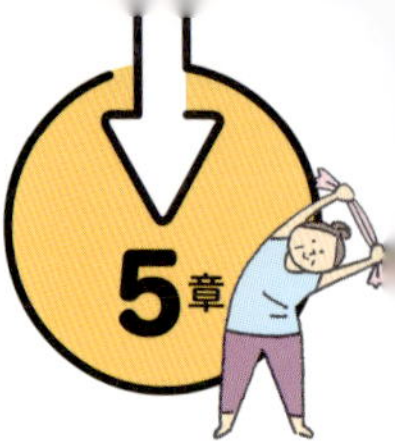

減塩が高血圧に「効く」という誤解

高血圧になってから、減塩を意識している人は多いでしょう。にもかかわらず、高血圧患者は減るどころか増え続けています。実は世界的な研究結果から「高血圧には減塩」という通説を疑問視する声が上がっています。1988年に発表された「インターソルト・スタディー」は32カ国、約1万人を対象に、被験者の血圧と尿中のナトリウム排出量を測定するという大規模な調査でした。結果は食塩摂取量の高い日本や中国では、高血圧の有病率が10%程度だったのに対し、塩分摂取量の低い欧米では有病率が20〜30%。**塩の摂取量が増えると血圧は低下する**という驚くべきものでした。中国・天津では、食塩排泄量がなんと1日14ｇにもかかわらず、1日6ｇのアメリカの都市グッドマンよりも有病率が低かったのです。1日の塩分摂取量が6〜14ｇ以内なら高血圧との相関関係が見られないのに、食塩摂取量が平均10ｇの日本人が減塩をする必要は一体どこにあるのでしょうか。

実は根拠がアヤシイ？
塩と高血圧の関係性

「高血圧には減塩！」の通説の由来

高血圧治療に減塩が必要とされたのは、1961年に発表された研究結果からといわれています。世界の地域別に、食塩摂取量と高血圧有病者の関係を調べたところ、塩分摂取量が多かった地域が、高血圧になった割合（有病率）も高かったためです。しかし、調査方法の不公平さや問題が指摘され、結論には疑わしさが残りました。

時を経て1988年の調査では…

食塩摂取量 多
中国・日本
↓
高血圧有病率 10％

食塩摂取量 少
欧米
↓
高血圧有病率 20〜30％

POINT

世界的な研究から塩分摂取量が
多い国ほど高血圧リスクが低いと判明
しかし、現在でも古い情報を採用している

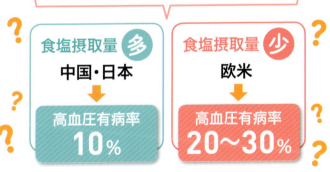

5章

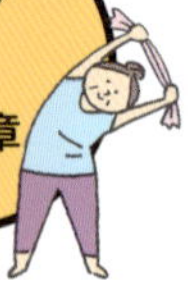

塩分で血圧が上がるのは一時的なこと

そもそも塩は、私たちの体になくてはならないものです。熱中症対策では、水分補給だけでなく、スポーツドリンクなどによる塩分の摂取も不可欠ですよね。塩がなければ人間は生きていけないということは、みなさんもよくご存知だと思います。

一方で私たちの体には、**摂りすぎた塩分を排出する仕組みが備わっています**。塩味の強いスナック菓子などを食べると喉が渇いて、水を飲んでも「まだ喉が渇いている」と感じることがあります。塩分を摂りすぎた体内では、血中のナトリウム濃度の急上昇を脳が察知。「水分を摂って、ナトリウム濃度をもとに戻そう」と体内に指令。その結果、血液内に水分がたくさん取り込まれて血液量が増え、一時的に血圧が上昇します。しかし、過剰摂取した塩はその後、尿として排出され、血中ナトリウム濃度が薄まることで血圧も自動的に低下。つまり塩分の摂りすぎによる血圧の上昇は、一時的なものなのです。

体に調節機能あり！
実は難しい「塩分の摂りすぎ」

人が「おいしい」と感じるのは、体内の塩分濃度に近い食べ物です。薄すぎると「まずい」と感じ、濃すぎると「食べられない」と判断します。塩分濃度3.5％の海水などは到底飲めませんよね。人間の体は味覚によって、適切な塩分摂取量を自然にコントロールしているのです。

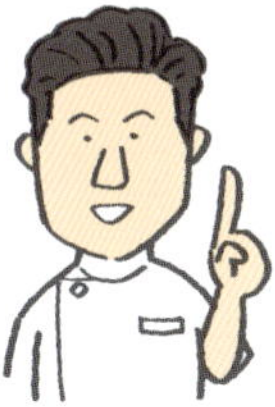

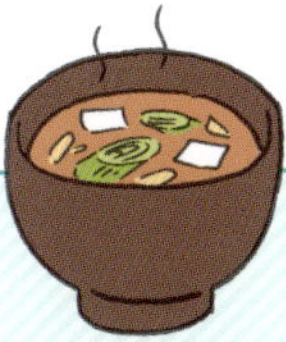

私たちが好む
塩分濃度

- 汁物　0.7～1.0％程度
- 煮物　0.8～2.0％程度

体内の塩分濃度 → 0.9％程度

海水の塩分濃度 → 3.5％程度

POINT

わざわざ減塩しなくても、人体には
余分な塩を排出する機能が備わっている

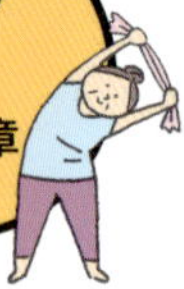

怖いのは、塩ではなく塩化ナトリウム

注意したいのは、「塩」の中にもさまざまな種類があるということです。精製塩、海塩、岩塩など、種類によって含まれる成分にも大きな違いがあります。特に注目したいのがナトリウムとカリウムの含有量。「食卓塩」と呼ばれる精製塩は、カリウムを全く含んでいません。私は「高血圧には減塩」と言われるようになった原因が、自然塩ではなく、ほぼ塩化ナトリウムでできた精製塩と深く関係していると考えています。よく、魚や肉を焼く前に塩を振ることで「身が締まる」と言いますが、これはナトリウムがもつ筋肉を収縮させる働きを利用したもの。人間の血管も小さな筋肉ですから、ナトリウムを摂ることで血管が収縮すれば、血圧が上昇します。ですから**塩を選ぶときは、食卓塩=精製塩ではなく、カリウム、カルシウムなども含まれるミネラル豊富な自然塩**にしてください。特に余分なナトリウムを輩出してくれる、カリウムが多く含まれているものを選びましょう。

おなじみの食卓塩は
塩化ナトリウムの塊

長年、家庭で活躍

食卓塩

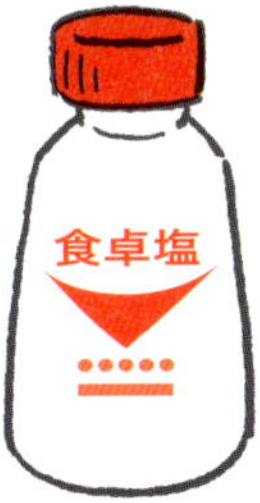

塩化ナトリウム99%、
ミネラル分は
含まれない！

ミネラルは100%外部補給！

代謝に深くかかわるミネラル。不足すると代謝が滞り、体の機能を十分に発揮できなくなります。たとえば、亜鉛が不足すると味覚障害になる可能性も。体内でつくり出せないため、食事で積極的に摂取しましょう。

不足すると……

味覚障害／貧血／免疫力低下
代謝低下／発達障害など

POINT

99%塩化ナトリウムの精製塩が
血管を収縮させ、高血圧を引き起こす

5章

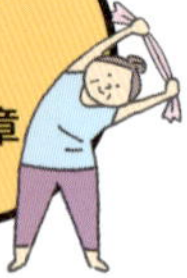

カリウム豊富な「海塩」を選ぼう

国内で流通している塩は、海水を原料とした「海塩」、岩塩を原料とした「岩塩」、中国奥地や死海などで生産される「湖塩」に分けられます。この中で、**ぜひ摂取したいのが、ミネラル豊富で日本人が昔から食べてきた「海塩」**。特に精製していない自然な塩です。

2010年より「食用塩の表示に関する公正競争規約」が定められ、食塩表示が統一されました。これにより原材料表示が明確化され、定義があいまいな「自然塩」「天然塩」といった表示は禁止されるようになりました。ですから購入するときは、原材料が「海水」「海塩」と表示されているものを選んでください。適正な表示をしている塩には「しお公正マーク」がつけられていますから、こちらも合わせてチェックしましょう。

ちなみに岩塩には、ナトリウムが多く、カリウムがほとんど含まれていません。たまに、味つけのアクセントとして楽しむ程度ならよいですが、日常使いには海塩を選びましょう。

塩選びは
ミネラル豊富なものがいい！

世界一ミネラル豊富な沖縄の塩

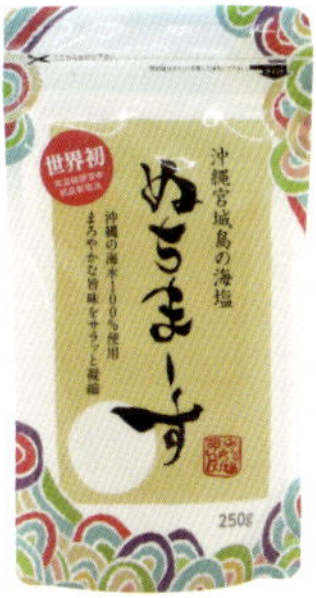

「ぬちまーす」（250g）
1,080円

私が愛用しているのはカリウムを豊富に含む沖縄の塩「ぬちまーす」です。さまざまなミネラルがバランスよく含まれており、その数なんと21種類。世界一ミネラルが豊富な塩としてギネスにも認定されています。

■問い合わせ
株式会社ぬちまーす／0120-70-1275

【オススメ塩の主な成分と含有量】

製品名	塩化ナトリウム	塩化カリウム	マグネシウム	カルシウム
ぬちまーす	29.25g	1.14g	3.62g	0.44g

（100gあたり／ぬちまーすHPより）

POINT

精製塩同様、カリウムの乏しい岩塩は△
日本人には日本の塩＝海塩が◎

コラム

アミノ酸たっぷり！赤味噌パワーで元気に

「血圧には減塩」という常識のもと、高血圧と診断された人の中には、お味噌汁を控えている人も少なくないでしょう。これは非常にもったいないことです。実は味噌は体にとって、とてもいい調味料であることがわかっています。中でも赤味噌はアミノ酸が豊富。「見るからにしょっぱそう」と思うあの褐色こそ、赤味噌特有の成分「メラノイジン」です。この成分は糖の吸収スピードを抑えてくれるので糖尿病予防にも効果があり、普段から赤味噌をよく食べる愛知県は、糖尿病の死亡率が低い都道府県のトップです。さらに最近の研究で、味噌に含まれる「ニコチアナミン」という成分が余分な塩分を排出することもわかっています。そういった点からも、安心して味噌汁を味わっていただきたいのです。

6章

薬で下げずに
自力で下げる習慣

生活習慣病を治すヒントは、
あなたの生活習慣の中にあります。

緑茶は天然の利尿剤

ナトリウムを排出して血圧ダウン

高血圧治療には、昔から利尿剤が処方されます。理由は体内にあるナトリウムを排出させるため。ナトリウムが多くなると、体内の水分を捨てずに再吸収してしまうため、血液量が減らずに血圧が高い状態になってしまいます。

利尿剤の役目は、こうした状態にならないよう水分と一緒にナトリウムを尿中に排出し、血圧を下げることです。しかし、利尿剤は体内の水分も排出するため、おのずと尿酸値や中性脂肪の値が高くなってしまうのです。

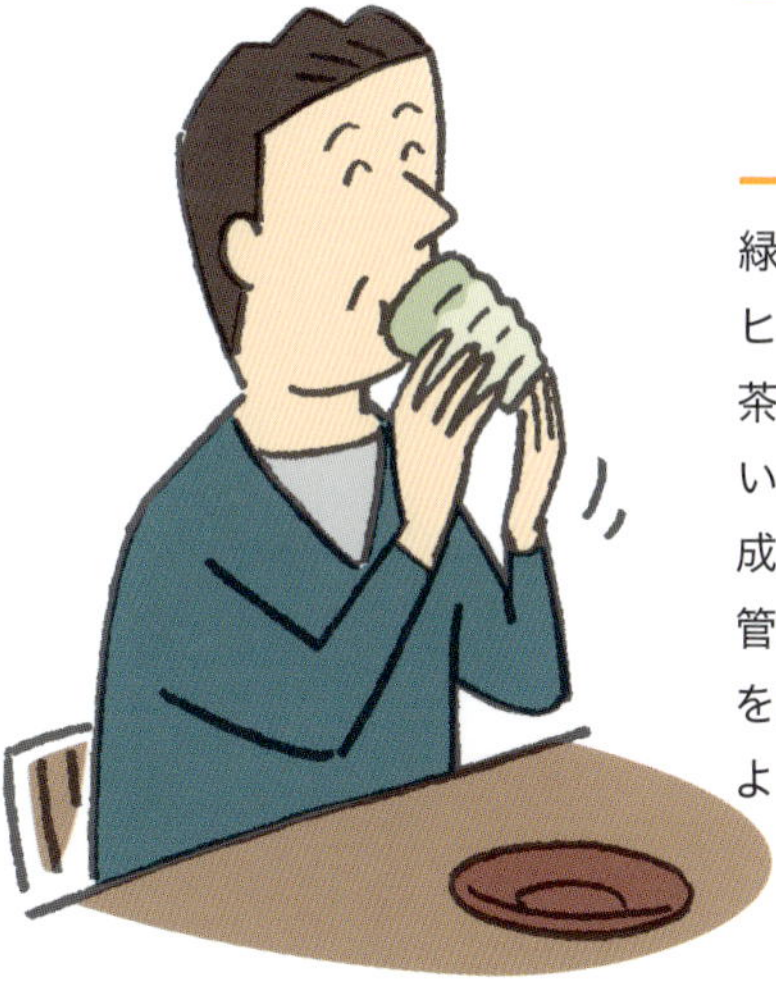

抗酸化作用で血流もアップ

緑茶はカテキン、コーヒーはクロロゲン酸、紅茶はポリフェノールといった抗酸化作用の強い成分も含有。これらは血管内で血小板が固まるのを防ぎ、血液のめぐりをよくしてくれる。

緑茶で利尿作用＆リラックス

利尿剤に頼らずとも、身の回りには同じ働きをもつ飲料がたくさんあります。そのひとつがコーヒーです。コーヒーに含まれるカフェインには、優れた利尿効果があります。ただし、興奮作用もあるため、就寝前に飲むなら緑茶がオススメ。緑茶に含まれるテアニンという成分が、脳の神経機能に作用し、リラックス効果がアップします。また、食後にお茶やコーヒーを飲みたくなるのは、脂質の代謝を上げ、血糖値の上昇を抑える働きを脳がわかっているからでしょう。

6章

自力で血圧を下げる習慣❷

お酢は降圧調味料

「1日大さじ1」で降圧効果大

調味料の中で降圧剤となるのがお酢です。お酢の主成分である**酢酸には、血圧を上昇させるホルモンを穏やかに抑制する働き**があります。しかし、お酢は摂取し続けないと降圧効果が期待できないため、毎日摂り続ける必要があります。酢のものを1品つくる、食後にお酢ドリンクを飲むなどの手軽な方法で、ぜひ毎日の食事にお酢を取り入れてみてください。

1日大さじ1杯だけでも降圧効果は十分期待できますので、無理なく続けられる〝お酢習慣〟をつくりましょう。

カクテル風ビネガージュース

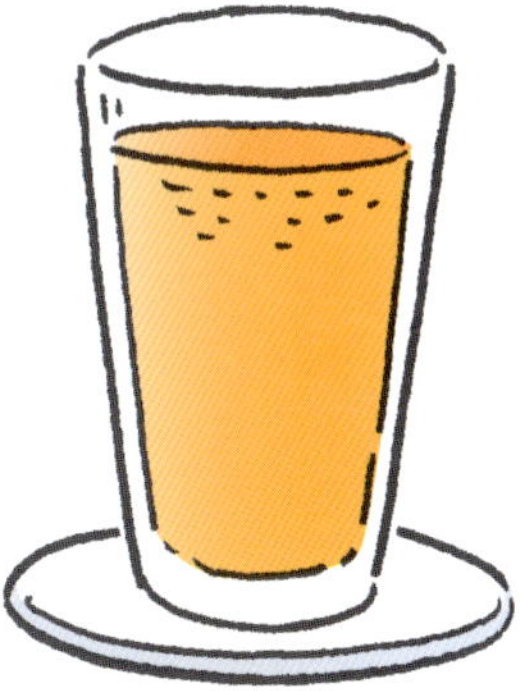

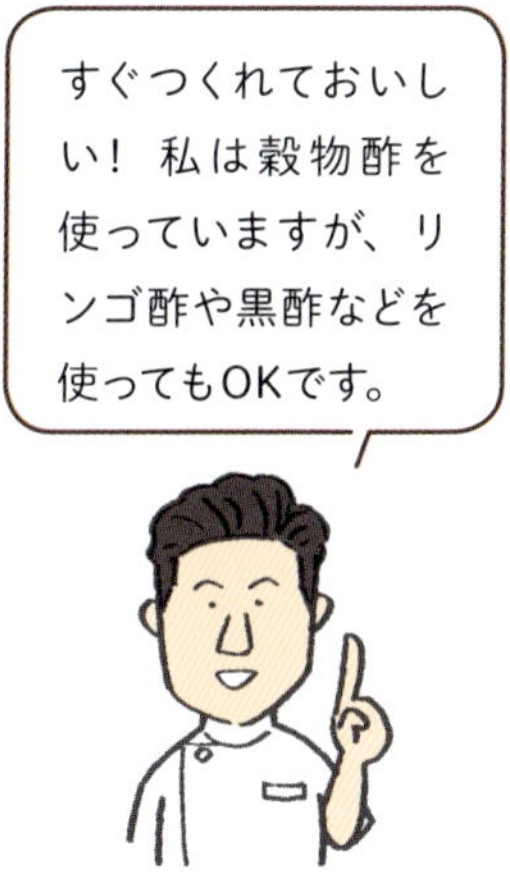
すぐつくれておいしい！　私は穀物酢を使っていますが、リンゴ酢や黒酢などを使ってもOKです。

オレンジジュース…グラス１杯
酢…大さじ１
胡椒…少々

果物や梅干しなど酸っぱい系を

私のオススメは、コップ1杯のオレンジジュースに大さじ1の酢を入れ、ブラックペッパーを少し振った「カクテル風ビネガージュース」。簡単につくれて飲みやすく、安上がりなので続けやすいと思います。

そのほかにオススメなのは、フルーツや梅干し。フルーツの「酸っぱい」と感じる成分のクエン酸も、体内に入れば最終的にお酢と同じ酢酸に変わるため、積極的に食べましょう。また、いろいろな食べ物にレモンを絞れば、ビタミンCも摂れて一石二鳥。血圧を下げながら美肌効果も期待できます。

6章

自力で血圧を下げる習慣③

肉で筋肉・血管・心を元気に！

アミノ酸「プロリン」で降圧

筋肉や血管、血液などをつくるタンパク質は、生きていく上で不可欠な栄養素と言えます。タンパク質が豊富な食材には、肉類・魚介類・卵類・大豆製品・乳製品などがありますが、中でも重要なのが肉や魚などの動物性食品です。動物性タンパク質が、血管や筋肉を新しく再生するための材料となるほか、動物性食品に含まれるアミノ酸の一種「プロリン」に降圧効果が期待できます。

プロリンは植物性食品にも含まれますが、降圧効果が期待できるのは動物性食品に含まれるものだけです。

豚肉を食べて全身の老化防止を

肉の中でも積極的に食べてもらいたいのが豚肉。不足するとうつ症状が出る脳内ホルモン「セロトニン」の原料となる、必須アミノ酸「トリプトファン」とビタミンB6を同時に摂取できるからです。また、余分な糖分をエネルギーに変えるビタミンB1が牛肉の13倍も。疲労回復やダイエットに役立ちます。

赤み部分には鉄分やミネラルも豊富。血管はもちろん、全身の老化防止も期待できます。「年だから、あっさりした野菜中心で」という考えこそ筋肉が衰える原因。豚肉を食べて、心身の健康を目指しましょう。

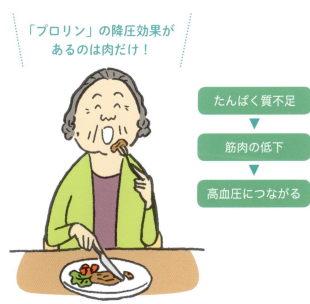

「プロリン」の降圧効果があるのは肉だけ！

たんぱく質不足
▼
筋肉の低下
▼
高血圧につながる

6章

自力で血圧を下げる習慣④

スーパーで買える降圧フード

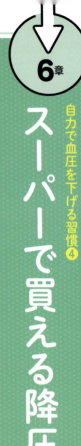

カリウムこそ身近な降圧剤

降圧運動を続けながら、降圧フードを積極的に取り入れ、日々の生活習慣を見直すことで、降圧剤を飲む必要がなくなります。

食事で積極的に摂取したいのが、ナトリウムを排出するカリウム。スーパーで手軽に手に入る、身近な食べ物にも豊富に含まれています。野菜であれば、さといもやかぼちゃなどのイモ類。また、ひじきや昆布などの海藻類、大豆や納豆などの豆類も、効率よくカリウムが摂取できるのでオススメです。おやつやおつまみには、お菓子の替わりにナッツ類を食べましょう。

カリウムの働き

- 細胞の浸透圧を維持
- 神経刺激の伝達
- 心臓機能や筋肉機能の調節
- 細胞内の酵素反応の調節
- 高血圧の予防
- 筋肉の収縮をスムーズにする

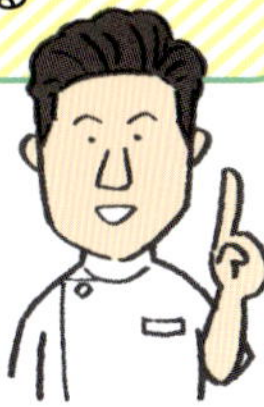
利尿剤の長期使用で、カリウムの排泄量が増え、欠乏することも。

タンパク質でNOの分泌を促進

また、高血圧改善のカギを握り、血管を柔軟にする物質・NOをつくる材料も、食事から摂取することができます。NOとは一酸化窒素のことで、窒素はタンパク質の構成要素のひとつ。タンパク質を意識的に摂ることで、降圧ストレッチをする際に、NOの分泌量を高めることができます。

タンパク質は牛ヒレや豚、ラム、馬などの赤身のお肉、マグロ、カツオ、鮭などの魚、牛乳やヨーグルト、チーズなどの乳製品、卵などに含まれているので、意識的に摂取しましょう。

カリウムが豊富な食べ物

朝食におやつに！果物類

バナナ　メロン
いちご　キウイ

おかずに取り入れよう

野菜類

さとうも　エリンギ
やまといも　しめじ
かぼちゃ　小松菜

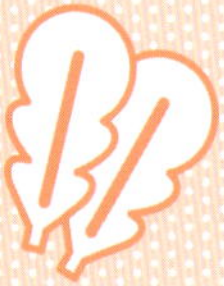

肉類

豚ひれ肉　鶏ささみ肉
豚もも肉　鶏もも肉
牛ひれ肉　牛もも肉

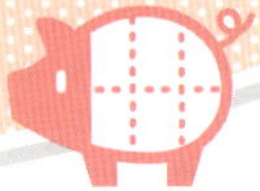

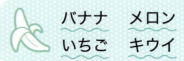

いつもの食事プラスワン
手軽に降圧メニュー

毎日、手軽で簡単に始められるものから取り入れましょう。たとえば「乾燥ワカメ」。お味噌汁やサラダにスプーン１杯を加えるだけで、カリウム豊富な降圧メニューに早変わり。ほかにもヨーグルトにフルーツを入れる、ごはんに納豆を加えるなど、普段の食事にプラスする意識でＯＫ。続けることが大切です。

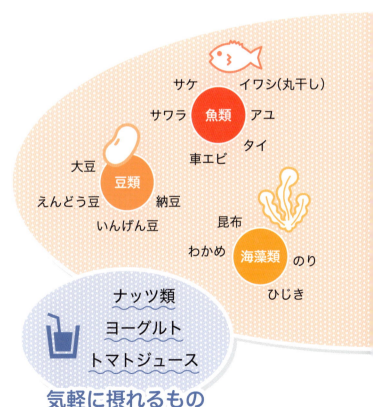

魚類
サケ
イワシ(丸干し)
サワラ
アユ
タイ
車エビ
豆類
大豆
えんどう豆
納豆
いんげん豆
海藻類
昆布
わかめ
のり
ひじき
ナッツ類
ヨーグルト
トマトジュース
気軽に摂れるもの

6章

自力で血圧を下げる習慣⑤

お風呂で血流とNOをアップ

入浴でNOの分泌量がアップ!

1日の終わりに疲れた心と体を癒やしてくれるお風呂。実は入浴は、血圧にもとてもよい作用があるのです。

入浴すると、温かいお湯に浸かることで血流がよくなり、体に適度な水圧がかかることで、降圧体操ほどではありませんがNOの分泌が増えます。

ただしお風呂の温度によっては、高血圧にプラスにもマイナスにもなることがあるので注意が必要です。目安は40度。それより高いか低いかで、自律神経に与える影響は大きく異なります。

高血圧の人は40度以下のぬるめに

40度より熱いお湯だと交感神経が活発に働き、興奮状態に。心拍数が上がり、血圧も上昇します。一方、40度以下の少しぬるめのお湯であれば、副交感神経が働くことでリラックス状態に。心拍数や血圧も安定します。

私自身、お風呂の温度を利用して、自律神経をコントロールしています。気合いを入れたい朝は熱めのお風呂に入りますし、夜中に執筆中で「もうひと頑張り」と、眠気を覚ますときは熱いシャワーを浴びます。疲れた体を休めてゆっくり眠りたい夜は、40度以下のお風呂に浸かるようにしています。

オススメの温度

40度以下

リラックスできて血圧も安定

サウナでデトックスはできない?

サウナでかく汗は、運動の汗とは違い、老廃物は出ていません。この汗は外気温が熱いので体を守るためにかき、冷やす目的の水分です。

6章

自力で血圧を下げる習慣6

ちょいドキ運動で心肺機能アップ

肺活量が多いアスリートは低血圧

アスリートの多くは低血圧です。理由はトレーニングによって肺活量が多くなっているから。同様に私たちも、心肺機能を活性化させることで降圧効果が期待できます。

とはいえ、毎日ハードなランニングやトレーニングをするのは大変です。運動不足を自覚しているなら、ちょっと心臓がドキドキする程度の〝ちょいドキ運動〟で十分。ためしに普段エスカレーターを使っている駅で、階段を使ってみてください。驚くほど息が上がるはずです。これで、どのくらい自分の心肺機能が老えているかわかるはずです。

ちょいドキ運動を
しよう！

- エスカレーターではなく階段を使う
- 車ではなく自転車に乗る
- ウォーキングなら早歩きにする
- 上り坂を利用する

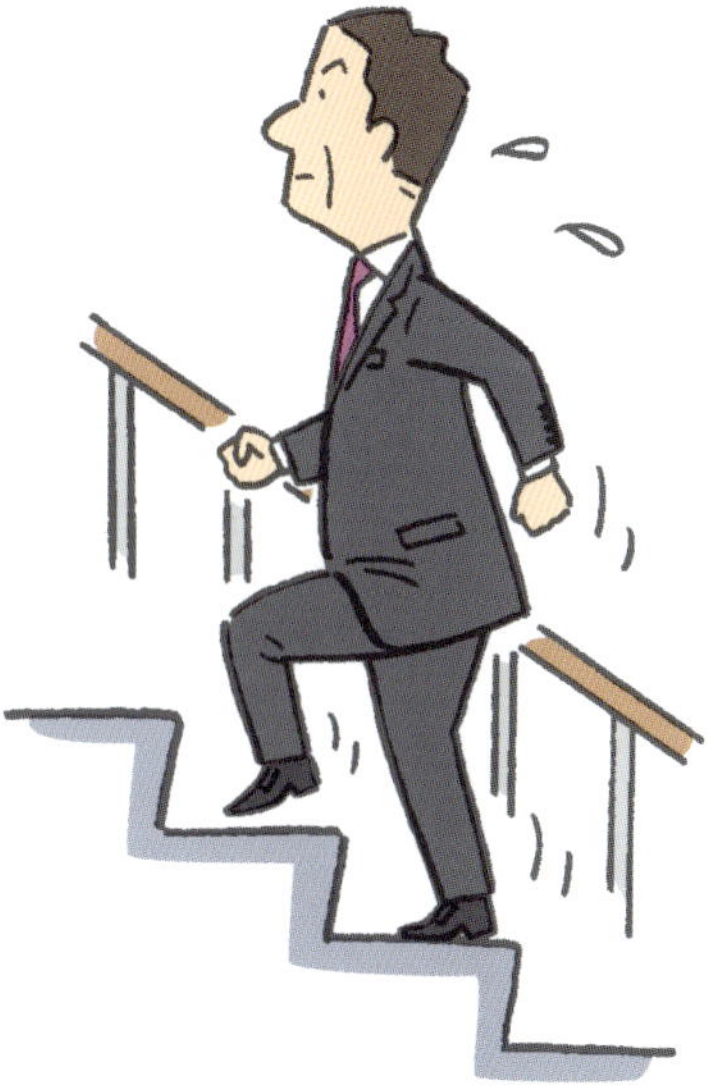

ウオーキングよりハイキング

特に**効果的なのが重力に逆らう動き**です。階段の上り下りや、山歩きを楽しむハイキングは、上りでは足の筋肉を、下りでは体幹が鍛えられるので非常にオススメ。ちなみにウオーキングは〝ちょいドキ運動〟とは言えません。「歩くこと自体が運動」というような高齢の方であれば別ですが、普通に歩ける人はウオーキング程度では〝ちょいドキ〟しませんよね。早歩きにするか、上り坂を利用するなど、少しずつ負荷をかけることを心がけましょう。心臓がドキドキして、じわりと汗をかくようならＯＫです。

自力で血圧を下げる習慣⑦

ストレス発散で心穏やかに

女性はおしゃべりで共感を得よう

精神的な高血圧には、ストレスを溜めないことが一番です。ストレス発散方法は、男性と女性で異なります。女性の場合、「おしゃべり」が効果的で、人にしゃべって発散するのが向いています。「ちょっと聞いて！」とイライラやモヤモヤを口に出すだけでも心が落ち着くはずです。その際、話し相手は共感上手な女性を選びましょう。男性だと解決思考型の人が多いため、ただ聞いてくれればいいものを「君も悪い」と正論やアドバイスで返される可能性も。これでは余計にストレスが溜まってしまいますよね。

大声を出して発散しよう

机の脚に足の小指をぶつけて「痛～い」と声を出した経験がありませんか。それは大声を出すことで、痛みというストレスを発散しているため。同様に、カラオケで歌いまくる、スポーツ観戦やゲームに熱中しながら声を出す、河原などの人気がないところで叫んでみるなどもストレス発散に効果的です。

　こうした発散方法のバリエーションがたくさんある人ほど、ストレスに強くなれます。いつでも話を聞いてくれる友人を大切にする、ひいきにするスポーツチームを見つけるなど、自分に合った方法を見つけましょう。

女性にオススメ

- 友達との食事
- 習い事
- 友達とのショッピング

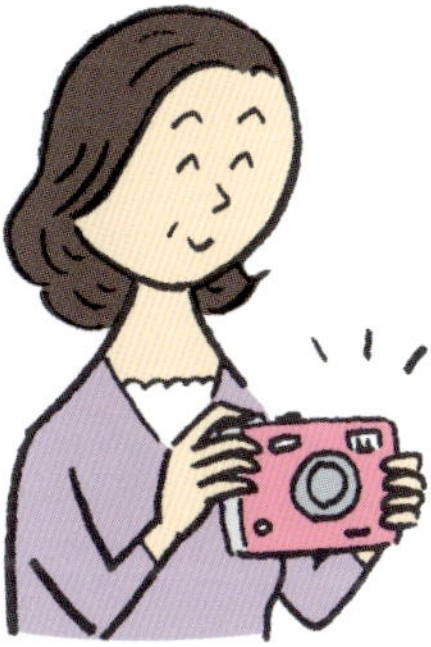

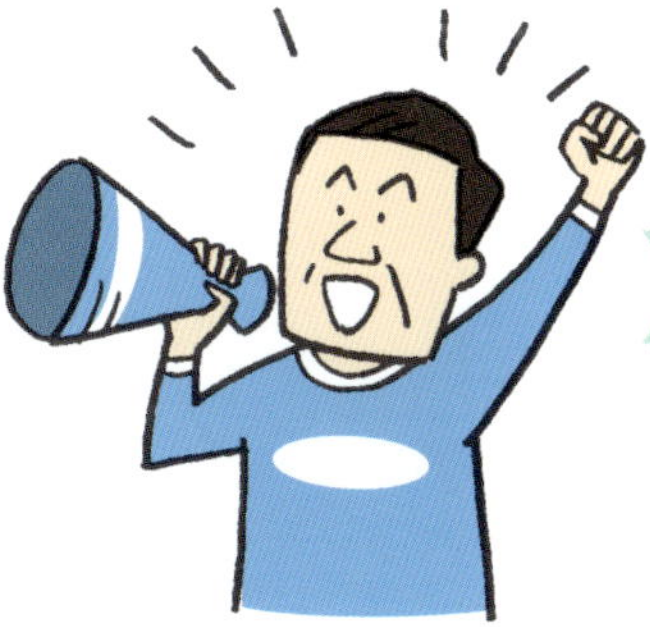

男性にオススメ

- カラオケ
- スポーツ鑑賞
- ゲーム

6章

自力で血圧を下げる習慣⑧

アロマで心身の不調を緩和

アロマセラピーをご存知でしょうか？「癒されそう」とか「いい香りがする」というのが多くの方がもつイメージだと思います。しかし実は降圧の観点から見ても素晴らしいものなのです。

アロマセラピーは、植物から抽出した香り成分の「精油」を用い、心身の不調を和らげる自然療法です。嗅覚を通して脳の自律神経に直接アプローチすることができるため、降圧ツボ同様、即効性が期待できます。しかも、感情にも働きかける力があることもわかっており、薬学ではもっとも難しいとされる**「心に効く薬」**、それこそがアロマというわけです。

アロマで！血圧が下がる仕組み

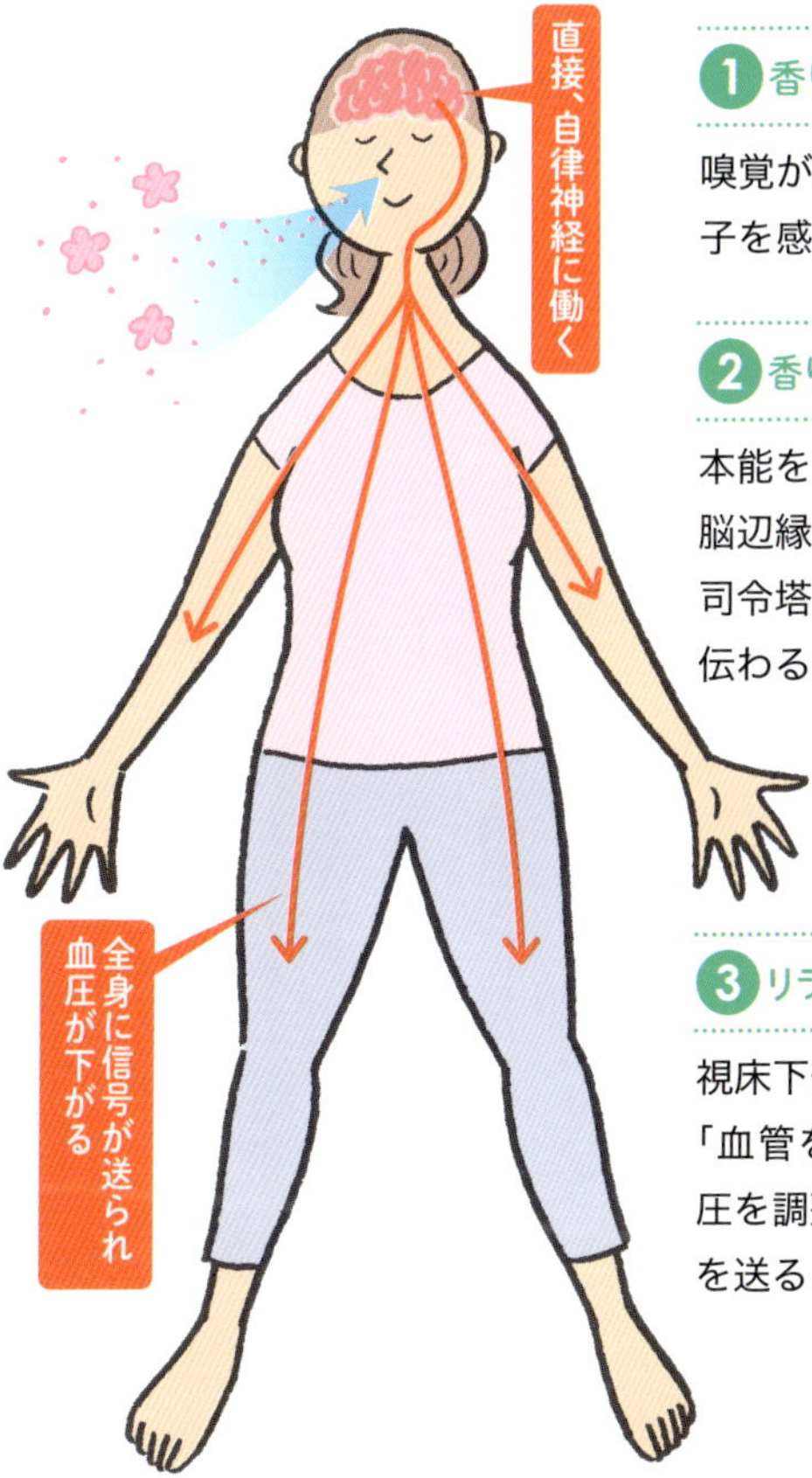

1 香り（アロマ）を嗅ぐ

嗅覚がアロマの香り分子を感知する

2 香りが大脳に入る

本能をつかさどる「大脳辺縁系」から本能の司令塔「視床下部」に伝わる

3 リラックス状態に

視床下部が自律神経に「血管を伸縮させ、血圧を調整せよ」と信号を送る

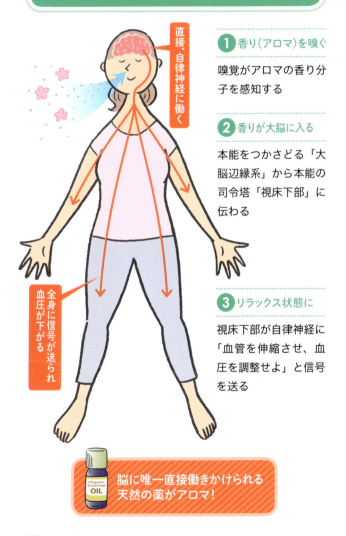

脳に唯一直接働きかけられる天然の薬がアロマ！

香りが脳に直接アプローチ

私は20年以上前から、サロンでリンパマッサージの施術のときにアロマセラピーを用いています。アロマのメリットは「脳に直接アプローチできる」こと。私は製薬会社の研究所で働いた経験もありますが、脳に直接塗る薬をつくることは不可能だと痛感してきました。その点、アロマには精神的な不調に働きかけ、改善させるほか、免疫力を上げたり、ウイルスを殺したりと、さまざまな効果があります。高血圧にも嗅覚から自律神経にアプローチしたり、香りによって神経の興奮を抑えることで降圧効果が期待できます。

１５０種類から「自分の香り」を

脳に直接働きかけるアロマは、不安や心配、自律神経失調症といった西洋医学には不可能な精神面の不調に特に効果を発揮します。イライラやドキドキといったメンタルからくる高血圧には、降圧ツボと一緒にアロマの香りを利用しましょう。

一言で「アロマ」と言っても、精油の種類はざっと１５０ほど。その中から、血圧を落ち着かせるアロマの精油をご紹介しますが、香りの好みは人それぞれですし、気分や体調によっても変わるため、お気に入りのものをいくつかそろえておきましょう。

血圧に働きかけるアロマ

ラベンダー

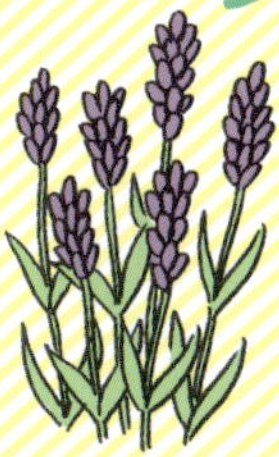

主成分 酢酸リナリル

効果 自律神経の安定。鎮静効果。脳疲労をとる。

作用 脳内ホルモン・セロトニンの分泌を促進することで、血圧を安定させる。

古代ローマで入浴や消毒に使われていたことから「洗う」というラテン語、lavare（ラヴァーレ）に由来。脳疲労のときに好まれやすいので、一日の終わりに香りを嗅ぐことで頭の疲れを洗い流そう。

サイプレス

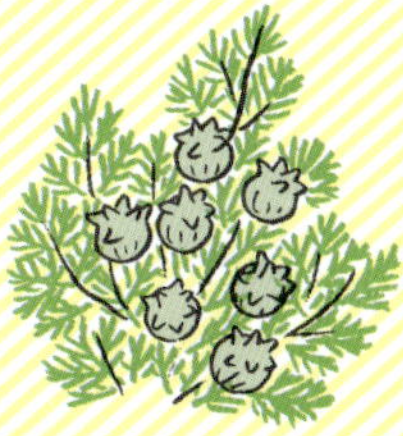

主成分 α-ピネン

効果 リラックス効果。血管拡張作用による血圧降下。

作用 副交感神経を刺激してリラックスさせ、血管を拡張させて血圧を落ち着かせる。

ゴッホの名画「糸杉」で有名なサイプレス。ヒノキに似たウッディーな香りで、森林浴をしているような清涼感のある気分が味わえる。体の疲労が強いときに好む人が多い。

ベルガモット

主成分 リモネン

効果 ストレスを和らげ、自律神経を安定。

作用 腎臓機能を元気にする作用があるため、血圧を正常にコントロールしてくれる。

イタリア原産の柑橘類。苦味があるため食用には使われず、アロマのほかオーデコロンや化粧品の香りづけに使用。紅茶のアールグレイは、ベルガモットの香りをつけたもの。

その他のオススメアロマ

イランイラン

「花の中の花」を意味する熱帯地方原産の樹木の香り。神経の興奮を抑え、血圧を下げる効果が期待できる。

プチグレン

ビターオレンジの枝葉を蒸留した甘酸っぱくてウッディな香り。交感神経を抑制し、セロトニンの分泌を促すことで血圧を安定させる。

マンダリン

インド原産の常緑低木。柑橘系の精油の中でも、特に甘く柔らかい香りが交感神経を鎮静させ、血圧を穏やかにする。

アロマオイル（精油）の買い方

フレグランスオイルやアロマオイルといった合成香料やエタノールで希釈された香料も売られていますので、必ず中身が天然100％であるか確認して買ってください。はじめて精油を購入するときは、アロマセラピー専門店に行くことをオススメします。

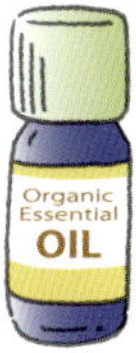

アロマオイルの使い方

布に吸わせて枕元に

就寝時に使う場合はハンカチやティッシュなどに3滴、精油を垂らして枕元に置く。香りが強いと感じたら、ハンカチやティッシュの距離を離して調整する。

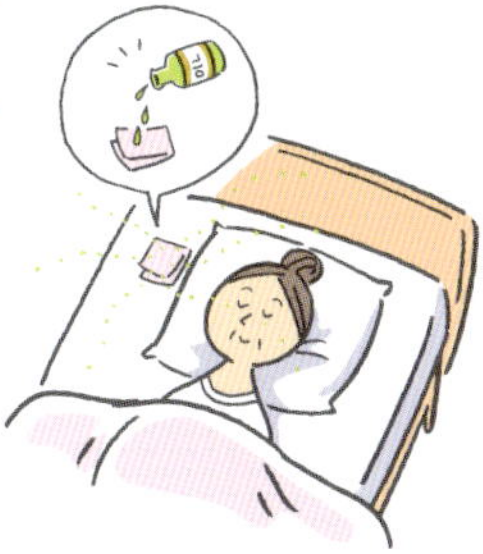

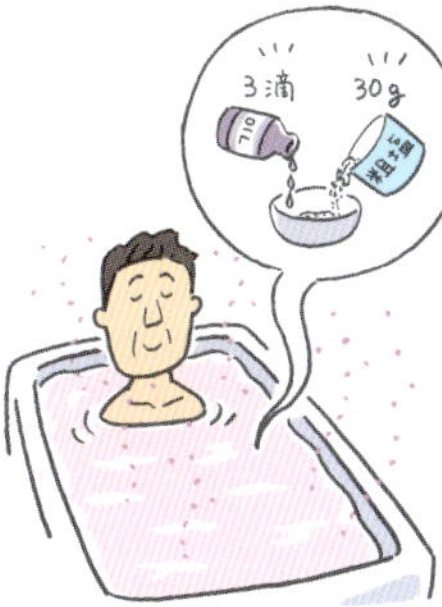

浴槽に入れてアロマバス

入浴時に使う場合は、ガラス製のボウルに粗塩30ｇと精油3滴を入れてしっかりとかき混ぜる。ある程度混ざったら浴槽に入れて、かくはんさせる。

もっと知りたい!

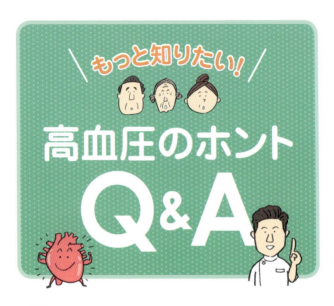

高血圧のホントQ&A

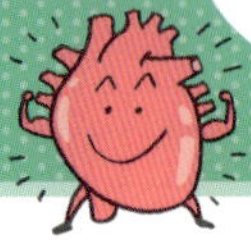

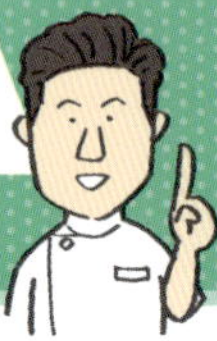

Q1 「血圧サージ」という言葉をテレビで知りました。気をつけるべき？

A. 普段は血圧が正常でも、一時的に激しく上昇する現象のことを言います。しかし、血圧はずっと一定ではありません。1日の活動が始まる朝は上昇し、夜になると休息に向けて自然に下がっていきます。体が状況に合わせて血圧を調整しているだけですので問題ありません。「血圧サージ」という怖そうな名前に惑わされないでください。

Q2 「下の血圧が高いから」とお医者さんに降圧剤を処方されました。

A. 下の血圧＝最低血圧だけを下げる薬はありません。降圧剤を飲めば、血流が悪くなり正常である最高血圧まで下げてしまうため、非常に危険です。最低血圧が高いのは末梢の血管の流れが悪いせいだと言われていますが、私は血圧の測り方に問題がある場合がほとんどだと思っています。一度、説明書を読み、正しい測り方を確認してみましょう。

Q3 降圧運動の効果を上げるコツはありますか？

A. 始める前に深呼吸を行うようにしましょう。深呼吸をすることで副交感神経が優位になり、血流がよくなります。その状態から降圧ストレッチで筋肉を伸び縮みさせると、より多くの血液が流れるようになり、血管内壁からＮＯがたくさん分泌されることが期待できます。

Q4 降圧運動を始めてすぐ、腰が痛くなりました。続けても大丈夫ですか？

A. 車は乗らないとサビてしまいますが、それと同様に、筋肉も動かさないうちにサビついてしまいます。筋トレのように最初のうちは筋肉痛になりますが、続けていくうちに痛みが軽減されるようなら、毎日行って大丈夫。反対に日に日に痛みが悪化する場合は痛みがなくなるまで休み、再開後は回数を減らして、少しずつ慣らしていきましょう。

Q5 降圧運動をしたら血圧が上がりました。

A. 降圧運動が原因で血圧が上がることは、まずありません。別の原因が考えられるため、医療機関を受診しましょう。また、運動直後に血圧を測定すると、一時的に心拍数が上がっているため、数値が高くなりがちです。その場合は運動前に測定するなど、測るタイミングを変えましょう。

Q6 降圧運動はいつまで続けたらいいですか？

A. 体が動く限りは続けてほしいです。健康で長生きしたいと思ったら、健康を維持するための筋肉を日々の運動で鍛えることが不可欠です。「血圧が下がったから」とすぐにやめてしまったら、せっかく柔らかく、しなやかになった筋肉も血圧も逆戻り。薬に頼らず、自分の足で生きていくために、1日1分の運動をぜひ習慣にしてください。

Q7 2週間、降圧運動を続けていますが効果が出ません。

A. 今一度、やり方を確認して下さい。胸を大きく広げる、腕をピンと張るなど、降圧運動のページでポイントをよく見直してみましょう。また、人によっては負荷が足りない場合もあるので、1回の運動を2～3セットにしたり、1日のうちで運動する回数を増やすなど、徐々に負荷を上げてみてください。

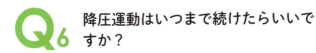

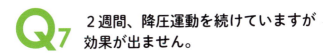

あとがき

実家に帰ったときのこと、86歳の母親が「血圧が１６０あるから」と何種類もの降圧剤を飲んでいました。

「自覚症状がないなら飲まなくていいよ」と言っても「お医者さんに言われたから」と、言うことを聞いてくれません。ためしに1週間だけ薬を飲まずに、その間、降圧ストレッチを続けてもらいました。結果的に１４０まで下がり安定していたので、その記録を主治医に見せて了承を得て、晴れて薬から卒業できました。

この一件を通して、世間一般の人にとって「高血圧は薬を飲み続けなければいけない病気」という刷り込みが、いかに強いかを痛感しました。自分の息子（しかも薬剤師）に言われた母ですら、すぐにはやめてくれなかったのですから、みなさんが血圧の薬を卒業するには、どれほどの勇気がいるか、想像に難くありません。

しかし本書を読んでくださり、高血圧についての数々の誤解が解けたなら、降圧剤を卒業することは決して不可能ではないはずです。薬のプロとして断言できます。

生活習慣による「生活習慣病」は薬では治せません。

本書で紹介する降圧運動は、時間も場所も選ばず、いつでも気軽にできるものです。最初のうちは「面倒だな」と思っても、とにかく続けてください。血圧が適正値になるばかりか、体がほぐれることで活動的な気持ちになり、若々しさも取り戻すことができるでしょう。

私の血圧相談室にいらっしゃるシニアの方も、ストレッチを始めたばかりの頃は、「こんなに息が上がるなんて」と自分の体がサビついていたことに気づき、驚かれます。しかし、最終的には薬に頼る生活を卒業され、笑顔になったみなさんを見ていると、薬学という専門医療をやってきて本当によかったと思います。

年齢を重ねるごとに「万が一、転ぶといけないから」「無理をしないで」と周囲から言われることが多くなるでしょう。しかし、少しの「無理」を積み重ねなければ、体は衰える一方です。

人生100年時代といわれる今、「もう年だから」と思っても、まだまだ先は長いでしょう。残りの人生、薬を飲み続けて体からの声を無視し続けるか、体と向き合い、いきいきとした日々に変えるかは、あなた次第。

自分の体は自分で治す。

体は使わなければサビつきますが、使えば必ず蘇ります。降圧ストレッチで薬から卒業し、第二の人生を謳歌しましょう。

加藤 雅俊

ストレッチ外来　血圧相談室

JHT Rootmaint Academy

Information

加藤雅俊から学べるセミナーを随時開催

●各お問い合わせ・お申込み・ご予約

http://www.jht-ac.com

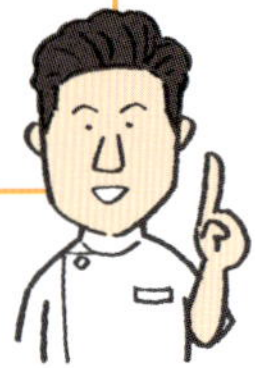

ストレッチ外来

加藤雅俊が直接指導

生活習慣病改善のための運動療法を中心としたストレッチ外来を行っています。健康な体をつくるプログラムのほか、冷えやむくみ、腰痛、肩コリなどの不調改善など、あらゆる要望にお応えします。一人ひとりの目的に合わせたプログラム構成なので、体の硬い方や普段運動しない方でも安心してご参加いただけます。

血圧相談室

加藤雅俊が直接指導

血圧を下げるために必要な食事法やツボ、運動法を直接指導します。年齢や性別、体格や筋肉量の違いによって高血圧の原因はさまざまです。将来的に高血圧の薬を卒業されたい方はぜひ、ご相談ください。

JHT ROOTMAINT
日本ホリスティックセラピストアカデミー

加藤雅俊が校長を務めるホリスティックスクール

根本的なアプローチで健康を目指すROOTMAINT(ルートメンテ)を提唱しています。ルートメンテは、食事や運動、睡眠を通してさまざまな病気を予防し、不調を改善し、最高のコンディションを引き出すことを目的としています。その考え方に基づき、食、運動、睡眠のための健康指導者を養成しています。22年間、加藤雅俊自ら教壇に立ち続け、その指導を求めて今も全国から生徒が集まり、資格取得講座として不調を癒す運動療法が学べる「リンパメトリック® インストラクター」や、リンパマッサージやツボ押しが学べる「ホリスティックリンパマッサージ」、医学と科学を合わせた栄養学「体内環境師®」など、資格講座が多数あります。

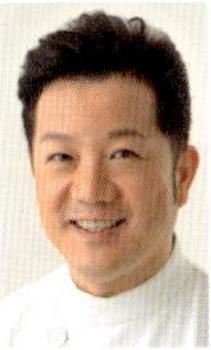

加藤雅俊（かとう　まさとし）

薬剤師/体内環境師®／薬学予防医療家
ミッツ・エンタープライス(株)代表取締役社長
JHT日本ホリスティックセラピー協会会長
JHT日本ホリスティックセラピストアカデミー校長

大学卒業後、ロシュ・ダイアグノスティックス(株)に入社。研究所にて、血液関連の開発研究に携わる。プロダクトマネージャーに就任後、全国の病院を見て回るなかで医療現場の問題点に気づく。「薬に頼らずに若々しく健康でいられる方法」を食事+運動+心のケアから総合的に研究する。1995年に予防医療を目指し起業。「心と体の両方」をみるサロンや健康指導者養成のためのアカデミーを展開。独自の「食事と運動の両方をみる医学」で多くの支持を得る。自ら指導する、健康セミナーやストレッチ教室、講演会などを精力的に行いながら、テレビ・雑誌等にも出演。著書に『1日1分で血圧は下がる！薬も減塩もいらない！』（講談社）『食事をガマンしないで血糖値を下げる方法』（マガジンハウス）など多数。著者累計は220万部を超える。
YouTubeチャンネル「加藤雅俊の体内環境塾」
https://www.youtube.com/c/加藤雅俊の体内環境塾

デザイン●佐久間勉・佐久間麻理（3Bears）
イラスト●中村知史
執筆協力●井藤祥子

薬《くすり》なし減塩《げんえん》なし!1日《にち》1分《ぷん》で血圧《けつあつ》は下《さ》がる

2019年　6 月　1 日 第 1 刷発行
2024年　1 月 2 0 日 第11刷発行

著　者　加《か》藤《とう》雅《まさ》俊《とし》
発行者　吉田芳史
印刷所　株式会社光邦
製本所　株式会社光邦
発行所　株式会社日本文芸社
〒100-0003 東京都千代田区一ツ橋1-1-1 パレスサイドビル8F
TEL 03-5224-6460（代表）

Printed in Japan
112190520-112240109Ⓝ11　（240072）
ISBN978-4-537-21690-5
URL https://www.nihonbungeisha.co.jp/

（編集担当：河合）